名言に学ぶ 自閉症スペクトラムの 理解と支援

TEACCH プログラムを学ぶあなたへ

鈴木久一郎 著

黎明書房

は じ め に

自閉症スペクトラムとの出会い

　教室をうろうろ，時には激しいジャンプを繰り返しながら授業が始まったことを全く意識していない。またグラウンド脇の水道に走り，勢いよく水を出し，ホースから水をガブ飲みし，パンツまで脱いでホースを空中に向け，水のキラキラを恍惚として見入っている。あるいは突然目つきが変わり，怒ったように教室にある家具を一つひとつバタバタ押し倒し，挙げ句の果てに跳び上がって壁の時計までたたき落とす生徒たち……。

　朝のランニング中，自分の出血も顧みず，生徒を後ろから必死に押し続けている教師。「○○○○，○○○○ハンバーガー」と叫びながら急に走り出した生徒を2人がかりで抑えている屈強の男性教師。混乱した生徒にメガネを投げ飛ばされ，途方に暮れている教師。散歩中，急に走り出し車道に飛び出そうとする生徒を必死に抑え，身が震える教師たち……。

　これらは養護学校（今は特別支援学校）に新設された高等部に勤務して2，3年目に目にしたことでした。

　私が高等学校から養護学校に転勤した年の高等部第1期生は，知的障害7名，ダウン症候群1名，肢体不自由1名，そして重度重複障害が1名の計10名のクラスでした。一人ひとり個性的で，仲良く，明るくにぎやかで，何が起こってもなんとも微笑ましく，毎日が楽しい，一昔前の典型的な障害児のクラスでした。ところが2年目に入学してきた生徒の中には，それまでとはまるで違った生徒たちがいました。前年まで

の穏やかさとは異なる信じられない光景を目にする毎日でした。

　これらの不適切な行動を起こしている生徒の大半が，自閉症スペクトラム[1]（以下，自閉症と略記）だったのです。こうして養護学校2年目で初めて自閉症の生徒に出会い，大興奮する，急に走り出す，地団駄を踏む，かんしゃくを起こす，大声で叫ぶ，人の顔を攻撃する，自分の頭を傷つくまでボコボコたたく，壁をたたく，ガラスを壊す，床に寝転んであばれる，地面に落ちている物を食べる，終始うろうろしている，その一方身体が全く動かず何十分もその場でじっと止まったままでいるといった自閉症の生徒の特有の行動と，母親たちの悲痛な嘆きを知りました。それら一つひとつが想像を絶するほど厳しいものでした。

　このような中にいて何もできない自分。自閉症の子どもたちの行動をなんとかしなければと思い，それからは自閉症と名の付く研修会にはどんなものでも参加するようになりました。

TEACCH（ティーチ）プログラムとの出会い

　そんなある日，県の自閉症児者親の会が運営する作業所のスーパーバ

1）自閉症スペクトラム：発達障害の1つ。以前使われていた自閉症，小児自閉症，アスペルガー症候群や広汎性発達障害等全て含む概念。2013年のDSM-5（アメリカ精神医学会が出版している『精神疾患の診断・統計マニュアル第5版』）で，自閉症スペクトラムは神経発達障害のカテゴリーに入り，Autism Spectrum Disorder（自閉スペクトラム症，略してASD）と表記される。また診断には以下のA，B，C，Dを満たすこと。
　A：社会的コミュニケーションおよび相互関係における持続的障害
　B：限定された反復する様式の行動，興味，活動
　　（下位項目の1つに知覚過敏性・鈍感性などの知覚異常が追加された）
　C：症状は発達早期の段階で必ず出現するが後になって明らかになるものもある
　D：症状は社会や職業その他の重要な機能に重大な障害を引き起こしている

イザーである小坂氏から本格的な研修会のことを教えていただきました。

　それは1994年（平成6年）8月，山形県蔵王山麓での2泊3日の「施設職員・教師のための自閉症短期集中講座」というTEACCH（ティーチ）プログラム[2]（以下，TEACCHと略記）の研修会でした。これはトレーニングセミナー[3]のミニ版のようなもので，受講生が先生役や子ども役になったりして学ぶ実践セミナーでした。

　私が先生役になってモデル授業をした時，トレーナー[4]からモデルとなっている子どもの特性を全く把握していないと，一つひとつダメ出し

---

2) TEACCHプログラム：1960年代からアメリカのノースカロライナ大学医学部で始まり，1972年ノースカロライナ州で全州規模の自閉症のための公式プログラムとなる。1つの療育法ではなく，自閉症スペクトラムの人とその家族，関係者（教師や保育士，支援員，雇用主など）や自閉症の専門家を対象とした包括的プログラム。自閉症本人を変えるのではなく，周りの環境や人の対応の仕方を変えることによって，安心した生活ができるようにするもの。創始時のTEACCHはTreatment and Education of Autistic and related Communication handicapped CHildren（自閉症とその関連する領域にあるコミュニケーション障害の子どもたちの治療と教育）の略から。

　　2012年からTEACCH® Autism Programとなり，Teaching（教育方法の開発），Expanding（質の高い，エビデンスに基づいたサービスを提供するために，専門的な知見を広める），Appreciating（自閉症の長所を理解する），Collaborating and Cooperation（協力と協働）とHolistic（自閉症の人全体，家族とコミュニティ全体の重要性を強調）のそれぞれの頭文字となる。

　　TEACCHプログラムの考えや支援システムは多くの国に普及し，世界の自閉症支援では，ABA（応用行動分析）と双璧をなす。

3) トレーニングセミナー：現任者訓練，通称トレセミ。TEACCHの理論と実践を学ぶため，自閉症本人に参加してもらい，トレーニー（研修生）数人が1グループとなって，子どもの特性を把握し，その場で物理的な構造化，スケジュール，ワークシステムなどを行い，トレーナーの指導のもと，構造化，再構造化を繰り返し，その子のための最適な支援を実践的に学ぶ。

4) トレーナー：トレーニングセミナーで指導的な役割を果たす講師。

されてしまいました。高校教師を含め教師歴20年の私にとって，それはそれはショックでした。しかしトレーナーの指摘は実に的を射たものでした。養護学校に転勤してきて，知的障害の生徒のみを担当し，高校の授業の延長でいかに自己満足の授業を進めていたか！　まさに目からうろこが落ちるとはこのことでした。

　求めていた自閉症教育はこれだ！　よし今まで積み上げてきた教育観を全部捨てよう！　経験も，今までの学びも，自信も，すべて……これからは本当の自閉症を知るためにTEACCHを学ぼうと，決心しました。ちょうど40歳の夏でした。

　それからはひたすら東京やアメリカに，TEACCHの研修を求めて出かけるようになり，ある時，東京での研修会で思い切って「TEACCHの構造化の有効性はよく分かりました。しかし高等部にいる穏やかで行動上問題のない生徒には，TEACCHは必要ないですよね」と質問すると，講師の先生から「その生徒は自立して生活していますか？」と，逆に問われ，答える言葉を失いました。確かに中学校の特別支援学級から高等部へ入学してきた穏やかな生徒は，教師の指示でよく動き，素直で落ち着いていて，大きな問題は見当たりません。しかし，自立的に行動しているか？　と問われると，答える言葉がありませんでした。この講師の先生とのやりとりが，その後もずっと心に残りました。

　また，ある研修会では「自閉症を文化としてとらえる」と学び，天と地がひっくり返りました。同じ日本の文化にいるから，教師としていろいろなことを教えよう，教育で彼らを変えようとまだやっきになっていたのでした。この時学んだことは，自閉症を文化として尊重するという考え，自閉症は自閉症のままでいい，まず私たちが彼らの文化を理解することから支援が始まるという画期的な考え方でした。

　こうして，東京でのTEACCHの研修会に参加しては，講師の先生方の言葉に触れ，そのたびに自閉症を理解していないことを痛感するとと

もに，TEACCH は自閉症の支援をどうするか，というハウツーを教える技法ではなく，トータルな支援システムであることを実感できるようになりました。研修を受けるたびに，講師の先生方の言葉に大きな感銘を受け，研修から戻っては学んだことを即実践し，また研修に出かけては実践，テキストの復習，そしてその先生方の書いた本を読むということを何年も続けてきました。そうしているうちに，知的障害養護学校の教師である私は，いつの間にか自閉症にこだわる教師になっていました。

2007 年に養護学校は特別支援学校と名称が変わり，あっと言う間の特別支援学校勤務 24 年。最後は小学部 1 年生を 2 年続けて担当し，県立学校の教師を定年退職しました。高校教師から始まって，最後は小学 1 年生の担任で終わる，ちょっと変わった教師生活でした。

TEACCH に関する名言との出会い

退職を機に，保育士の妻と自閉症のための親子教室，"ティーチみやぎ"を立ち上げました。ここにやってきたのは 2 歳の幼児から 40 代の成人までの自閉症の人たち，そしてその家族でした。その後，宮城県内の TEACCH 仲間と自閉症専門の会社と一般社団法人を立ち上げ，ここでも子ども，保護者，支援者への支援に関わってきました。

こうして自閉症に関わって 30 年，研修や書籍を通して，たくさんの先生方，保護者，TEACCH 仲間や自閉症者本人から学び，彼らの言葉に感銘を受け，その時その時，たくさんエネルギーをもらってきました。特に TEACCH 仲間が師匠と慕う北海道の加藤潔氏の研修会の追っ掛けを 15 年以上も続けてきました。そこで学んだ言葉を，時々依頼される研修会の場で，使わせていただきました。すると，自閉症の本質を伝える時，自分の言葉で説明するよりも，その先生方の言葉で伝えたほうが，はるかにインパクトがあり，より受講者の理解を促すということを体験しました。

自閉症の理解は，学んでも学んでも本当に難しいです。それは行乞<ruby>行乞<rt>ぎょうこつ</rt></ruby>漂泊し続けた自由律俳句の種田山頭火の「分け入つても分け入つても青い山」の句に通じるような気がします。理解が難しい自閉症の世界，だから分け入るしかない。学びつつ進むしかない。古希を過ぎた今，胸の中に，その時その時，感動し，感銘を受け，共感し，納得し，明日へのエネルギーをもらった言葉が次々に思い浮かびます。

　今までに参加した何百回という研修会でのテキスト，特に佐々木正美氏や加藤潔氏，奥平綾子氏やその他の講師の先生方の言葉が，たくさんあります。時間に余裕ができてきた今，機会を見て読み返すと，再び感動……。そしてそれらをまとめ，自閉症とは何か？　自閉症の支援のスタンダードは何か？　を問い続けてきました。

　最近，この宝石のような言葉を自分だけの宝にしておくのはもったいない，自分が受けてきたすばらしい研修を受けることができなかった若い世代にも伝えたい，という気持ちが大きくなってきました。書店の本棚には自閉症関連の本がたくさん並んでいます。自閉症専門の先生方や自閉症者本人がそれぞれの本の中で，自分の伝えたい言葉をしっかり伝えています。しかしそれら有名な先生方や自閉症者本人の言葉を一冊にまとめた本は見当たりません。

　そこで，数々の名言を一冊にまとめることは，自閉症の子どもの子育てに悪戦苦闘している保護者の方々，自閉症支援に携わっている方，これから自閉症を学ぼうとしている方，特にTEACCHを学ぼうとしている方に参考になるのではないかと考え，『名言に学ぶ自閉症スペクトラムの理解と支援─TEACCHプログラムを学ぶあなたへ─』と題し，本書をしたためることにしました。

　この作業に取り掛かってみると，お伝えしたい言葉がたくさんありすぎて収拾がつきませんでした。あれもこれもと迷いましたが，まず今回は70の言葉で一区切りをつけよう，と割り切りました。そしてこれら

の言葉一つひとつに自分なりの解説をさせていただきました。解説は，私なりのもので，それぞれの先生方の本意とは異なっているかもしれません。しかし私にとって一つひとつ大切な言葉なので，拙い解説をお許しいただければと思います。

　なお本書で使っている専門用語については，今はインターネットを使えば，どんな用語でも簡単に調べることができますが，ネットの記載はあまりにも情報量が多すぎて，人によっては的を絞ることができず，混乱することもあるのではないかと考えました。そこで自閉症の理解に関連する用語に，私なりの注釈を加えてさせていただきました。

　最後になりましたが，自閉症を学び始めた私に，ノースカロライナ[5]や東京での研修，そして著書を通して深い感動とエネルギーを与えてくださった佐々木正美氏，研修会の追っ掛けをさせていただいた北海道の加藤潔氏，本書への転載や引用を快諾していただき励ましのお言葉までいただいた保護者，自閉症者のご本人，多くの先生方，出版社に，深く感謝したいと思います。

　私の書いた拙い原稿を何度もチェックしてくれた友人の高橋文雄君，原稿が本になるための羅針盤を示し，出版に向けて後押ししてくださった黎明書房社長の武馬久仁裕さん，そして著者の粗雑さを淡々とフォローし，根気強く刊行まで進めてくださった編集部の都築康予さん，素敵なイラストを描いてくださったさややん。さん，大変お世話になりました。この4人のお力がなければ，本書は全く日の目を見ることがありませんでした。この場をお借りして心よりお礼申し上げます。

　　2022年12月17日

鈴 木 久 一 郎

---

5) ノースカロライナ：アメリカ南部の州。ノースカロライナ大学は，アメリカの州立大学の中で最古の3校のうちの1つで，大学の中心となるチャペルヒル校にはTEACCHプログラムを生んだ医学部精神科TEACCH部がある。

目　次

第2章　発達障害,自閉症スペクトラム ‥‥‥‥‥ 33

第3章　自閉症スペクトラムの世界 ‥‥‥‥‥‥ 47

第5章　自閉症スペクトラムの特性 ‥‥‥‥‥‥ 79

第6章　アセスメント ‥‥‥‥‥‥‥‥‥‥‥‥ 91

第7章　支援者 ‥‥‥‥‥‥‥‥‥‥‥‥‥‥‥‥‥ 103

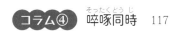

第8章　自閉症スペクトラムの支援 ················ 119

第9章　不適切な行動　・・・・・・・・・・・・・・・・・・・・・・・・・・・・・145

第10章　構造化 ……………………………………… 157

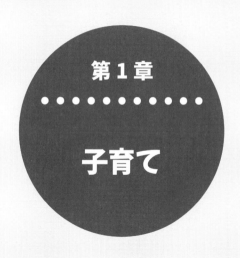

第1章

子育て

　めまぐるしく変わる社会，文化，そして地域社会から分断される家族，急激な少子化，多様な形態の家族，そして児童虐待など子育て環境が大きく変わりました。かつてないほど子育てが困難な時代になり，子育てについて学ぶ必要性が高まってきていますが，学校で子育てについて学ぶことはほとんどなく，親になって手探りで子育てをスタートさせる家族も多いのではないでしょうか？　新しいママとパパの多くは，インターネットやLINE，いろいろな育児講座，育児書やママ友から断片的な情報を得て，育児のハウツーのみを学び，試行錯誤で子どもを育てているのが現状のようです。

　とりわけ，発達障害[1]や自閉症スペクトラムの子どもの育児は，赤ちゃんの頃から母親との気持ちのやりとりが少なく，子どもの行動に振り回され，毎日毎日疲れ切っているのではないでしょうか。

　このような子育ての悩みを持つ親たちに，子育ての基本とは何か，を教えてくれる先生方の珠玉の言葉を紹介したいと思います。

1）発達障害：生まれつきの脳の機能障害。脳の多様な機能を，同時総合的に働かせることがうまくいかない障害で，発達や生活に支障をきたすASD（自閉スペクトラム症），ADHD（注意欠如・多動症），LD（学習症）を言う。これらの障害が併存する人も多い。また定型発達の多数派に対して少数派とも言う。

1

人間関係は，誰と誰の関係であっても，良い関係は必ず，与える者と与えられる者は，等しい価値を持っている

エリク・エリクソン

　このエリクソンの言葉は，NHK のラジオ深夜便の佐々木正美氏の語りから教えられたものです。その中で「お母さんが，自分が産んだ赤ちゃんと一緒にいるのが幸福と思えることは，赤ちゃんにとっても幸福でしょう」と，コメントしています。これもなんとすばらしい言葉でしょう。人生のスタートを切ったばかりの赤ちゃんにとって，すばらしい人生の幕開けです。

　また「子どもから学ぶことができる教師だけが，生徒に教えることができるでしょう」とも言っています。これは元教師だった私にはとても耳の痛い言葉です。特に 16 年間の高校の教師時代は，生徒に教えるという一方的な立場だけを強調して，自分本位で，ただ一生懸命に授業をして，自分が正しいと思う教育を押し付けていた気がします。本当に恥ずかしいことです。ただただ反省，教え子の皆さんに申し訳ない気持ちでいっぱいです。

　さらに佐々木氏は「患者さんから与えられていることの恩恵に感謝できる医者だけが，患者さんに感謝される治療ができるでしょう」ともコメントしています。

　この言葉は，病院通いが多く，たくさんのドクターに出会っている私にとって，とても共感できる言葉です。患者を見ないでパソコンばかり見ている医師，検査結果や薬だけに頼って患者の話をしっかり聞いてくれない医師，あるいは患者の話を一方的に否定する医師がなんと多いことか。

　医者と患者，与える者と与えられる者は，等しい価値を持つというこ

の言葉を，医師や医学生にも伝えたいものです。まさにこのエリクソンの言葉は人間関係の本質を語ったものです。

●エリク・エリクソン（1902 〜 1994）：ドイツ出身の心理学者。青年期の発達課題として新語アイデンティティ（自己同一性）という概念を生み出した。また人間には８つの発達段階があるという心理社会的発達理論を提唱した。

■出典　佐々木正美「響き合う心を育てたい」NHK ラジオ深夜便（2006.6放送）

2

教育も建築物も，一番大切なのは土台です。そして，一番やり直しがしにくい部分です

佐々木正美

　建築物を建てる時，まず地盤を固め，コンクリートの基礎の土台を築きます。その上に柱を立て，床，屋根，壁，外壁，内装と続きます。これらの中で土台以外はどれもやり直しがききます。土台の上に載っているからです。大きな地震などが起きた場合，土台以外はあっと言う間に崩壊します。よい建物になるか不安定な建物になるかは土台の頑丈さで決まり，昔の建物の遺跡では，建物は壊れても土中には土台の礎石がそっくり残っていたりします。

　佐々木氏は，１〜３歳の家庭教育，つまり子育ては，子どもの人格の土台作りだと言っています。そしてその土台の上に保育園や幼稚園時代はゆっくり柱を立て，床を張っていく，そして小学校で壁を作って，中

学校で屋根をふき，高校で内装を整え，大学では家具や外装の仕上げをすると言っています。それではその土台とは何かということになります。

　それをエリク・エリクソンは，基本的信頼（ベーシック・トラスト）であると説明しています。「人を信頼できるようになること」そして「人を信頼する感性や感覚は，乳児期に最も豊かに育つ」と言っています。ここで言う人というのは基本的には母親（中心になって育てる人）であり，母へのベーシック・トラストができてくると，次は父親，祖父母と，身近な人に広がっていくということです。

　そのためにお母さんは，赤ちゃんが望んだことを，望んだとおりに十分にしてあげること，泣いたらすぐに抱き上げ，あやしてあげることが大事です。もちろんお母さん方は家事や仕事で毎日忙しく，なかなか赤ちゃんを抱く時間がとれないかもしれません。気持ちのやりとりが難しい赤ちゃんもいるし，抱いたら，いつ降ろせばいいのか分からないお母さんもいます。それでも，今が赤ちゃんの人格形成の土台だと考え，可能な限り，自分の時間を赤ちゃんのために使うべきだと思います。スマホに多くの時間を割いて，赤ちゃんは二の次などというのはとんでもないことです。

　佐々木氏は「赤ちゃんが望んでいることならば，なにをどれだけしてやっても，やりすぎということはありません。ですから乳児期の育児には過保護ということはないと思います」とも言っています。こうしてみると，しばしば親たちから聞かされた「泣けばすぐ抱っこして！　抱っこ癖をつけるのはよくない」という昔からの慣習は，とんでもない間違いだったのです。

●**佐々木正美**（1935 ～ 2017）：児童精神科医，元川崎医療福祉大学特任教授，元ノースカロライナ大学医学部精神科臨床教授。1982 年日本に初めて TEACCH プログラムを紹介。著書に『自閉症児のための TEACCH ハン

ドブック』（学研）『TEACCH プログラムによる日本の自閉症療育』（監修，学研）『子どもへのまなざし』（福音館書店）他多数。

■出典　佐々木正美『子どもの心の育てかた』河出書房新社（2016）p.14

3

子どもの発達の基本を理解しておくことは，気になる子ども[2]に関わるときも，どんな子どもと関わるときでも役に立つ

二ツ山亮

　TEACCH 仲間が主催する 0-3（ゼロツースリー）という臨床心理士の発達心理を学ぶ会という学習会があり，当時教師だった私も参加させてもらっていました。この言葉は児童心理治療施設の臨床心理士・セラピストの二ツ山氏が，保育士さんに向けてお話ししたもので，私たちはこの言葉を金科玉条として，学習会を続けていました。

　長年自閉症を専門にやっていると，学びの対象を自閉症や発達障害に絞ってしまい，定型発達[3]の子どもの発達についての学びをないがしろにしがちです。そこで 0-3 では，スイスの心理学者ピアジェの著書や

---

2) 気になる子ども：発達が気になる子ども。発達障害のあるなしにかかわらず，同年齢の定型発達の子どもと，行動や対人関係においてどこか違うと思われる子ども。

3) 定型発達：発達障害のない人を言う。発達に大きな凸凹がなく，育児や教育にさほど支障をきたすことなく発達している人。定型発達の多くは 4 歳以上になると，サリーとアンの課題「心の理論」（43 ページ，注 16）参照）をパスする。

０歳から３歳までの乳幼児の発達に関するいろいろな本や論文を読み合っていました。本格的に心理学を学んだことのない私には，難しい内容でしたが，ゼミ形式の話し合いにより，知的好奇心を掻き立てられました。

ここで学んだことは仕事にはすぐに役に立つことではないのですが，定型発達の子どもと自閉症の子どもの発達を比較検討することで，自閉症の子どもが持つ発達の凸凹が明確になり，自閉症を客観的に見ることができるようになりました。ほんの少しずつですが，乳幼児期の発達の違いに気付くようになりました。そして心理学をしっかり学んできた仲間に尊敬の念をいだくようになりました。

臨床心理士，教師，言語聴覚士，保育士，放課後等デイサービス[4]の支援員らの学習仲間に，年配の私も加えてもらっていることに，大きな感謝です。学生時代，大学の昆虫学教室の夜の自主ゼミで，大学院生に混じって，難しい分厚い洋書を読み合って虫屋（昆虫の専門家）ぶっていた，当時の学びの楽しさを思い出します。

●二ツ山亮：（福）仙台キリスト教育児院勤務，セラピスト。

■出典 「保健師対象の発達が気になる親支援研修会資料～乳幼児の発達と親支援～」宮城県子育て支援課（2012）p.1

4）放課後等デイサービス：小学生から高校生まで障害のある子どもが放課後や長期の休みに利用できる福祉サービス。個別の支援計画に基づき支援し，その多くが小学生対象と中高生対象の事業所に分かれる。事業所によっては，支援員が同じ子どもを小学生から高校生まで長期間にわたって支援することもある。

4

しつけはくり返し教えること，そして待つこと

佐々木正美

　書店の育児書コーナーに行くと，どのように子どもをしつけるかというテーマの，目を奪われる素敵な表紙の本やハウツー本がたくさん並んでいて，迷ってしまいます。親にとって，しつけは育児の最大のテーマです。

　佐々木氏の言葉は続きます。「子どもが2歳，3歳と大きくなるにつれて，私たち大人は少しずつ，しつけをしてまいります。(中略) しつけをするときたいせつなことは，くり返しきちんと教えて，それが実行できる時期はゆっくり見守ってあげながら，できるだけ子どもまかせにしてあげるということ。」

　しつけとは漢字で身を美しくと書き，ウィキペディアには「人間社会・集団の規範，規律や礼儀作法など慣習に合った立ち振る舞いができるように訓練すること」とあります。誰でも知っていて，誰でもきちんとやろうとしています。それでも，いざ，しつけとは何？　どうしつけする？　となると，分からなくなります。多くの場合は，しつけ糸という言葉があるように，親が自分の考える文化を子どもに伝えるため，小さい時から親主導で一方的に教え，訓練していくこと，と考えます。したがって，うまくできるようになる時期を親が決めることになります。ここが佐々木氏の主張と大きく異なるところです。

　TEACCHは，子どもの生活支援の中でルーティンを大切にしています。それは手洗いやうがい，歯を磨く，着替えなど毎日の生活に欠かせない決まった日課や手順，所作です。これを教えるのに，将来の生活にも使えるように，毎回同じやり方で丁寧に教え，できないところは手助けをし，これを繰り返します。この時，少しずつ手助けを減らしていき，

自分でできるように導きます。そこに「待ち」が入るのです。このルーティンづくりが佐々木氏の言う「しつけ」に当たるものでしょう。

　私は特別支援学校の教師時代，小学部1年生と中学部1年生の子どものおむつを外すことに成功した経験があります。中学部1年生の場合，同じクラスの教師と「トイレサミット」と名付け，家庭の協力を得て行いました。

　まず排せつ実態を知るために，24時間の排尿の時間をチェックしました。次にトイレへの移動は，トイレを意味する紙おむつを手渡し，丁寧に誘います。トイレに移動してくれただけでも小さなごほうび[5]，便器に座ってくれたらごほうび，そしてほんの少しでも排尿してくれたらごほうびをあげ，行動一つひとつをほめます。

　毎日丁寧に繰り返し，できるようになることを信じて続けました。すると数ヵ月で，トイレで排尿するようになりました。今まで使っていたおむつを使わないで済むようになりました。

　この経験からも「しつけはくり返し教えること，そして待つこと」は，お母さんたちや幼少期の支援に携わる支援者に伝えたい大切な言葉です。

■出典　佐々木正美『子どもへのまなざし』福音館書店（1998）p.161

---

5) ごほうび：報酬，強化子，好子（こうし），リワードとも言う。子どもの正しい行動を促すために使うもの。ごほうびには，人的なもの（大人からの反応や応答，ほめことば，大好きな活動），物的なもの（おやつ等），そしてトークン・システム（代用貨幣）などがある。

5

**子どもと共にいてごく自然に楽しさがあふれる時には愛の
チャンネルを，ぎくしゃくしてハーモニーに欠けると思う
時には知性のチャンネルを，という風に二つのチャンネル
をできる限り自由に楽しんで使い分けてはいかがであろう
か**

服部祥子

　これは精神科医，服部祥子氏の著書『子どもが育つみちすじ』（新潮社）
の中で思春期の親の有り様を説明したものです。親にとっては，子育て
は毎日連続しているので，いつまでたっても愛情（愛のチャンネル）だ
けで子どもを育てようとしてしまいます。しかし子どもが思春期になる
と，自分自身に目覚め，親と次第に距離をおくようになってきます。自
分のアイデンティティ[6]を見つけるために，大人への入り口に入ってく
るのです。

　すると親と子のコミュニケーションはぎくしゃくしてきます。今まで
の「愛のチャンネル」の対応だけでは通用しなくなります。そんな時，
子どものほうではなく親のほうが変わらなければなりません。それを服
部氏は「知性のチャンネル」と言っています。あのかわいかった子ども
の時代より冷静な対応が必要となります。

　そうは言っても毎日共に生活している親子の中で，そう簡単に切り替
えることはできません。それでも思春期は別なチャンネルが必要である
ことを理解していれば，必要な時にチャンネルを切り替えることができ
るはずです。その時期は我が子にとっていつか，を考えることです。

6）アイデンティティ：自己同一性と訳す。エリク・エリクソンが identify という
　　動詞から作りあげた造語で，自分は何者であるかという概念。エリク・エリクソ
　　ンは，このアイデンティティを青年期の発達課題としている。

この言葉は自閉症の子育てにも，当てはまると思います。赤ちゃん時代はもちろん全面的に「愛のチャンネル」でいいのですが，自閉症の子どもは物事のとらえ方が違っているので，子どもの頃から愛情だけで物事を伝えようとしても，なかなか伝わりません。そこで思春期と言わず，幼児期からその子の特性を理解し，その子が目で見て分かりやすい支援，具体的な英知，「知性のチャンネル」が必要となります。つまり自閉症スペクトラムの学習スタイルである"視覚的に学ぶ"を活用して，物事を分かりやすく視覚的に伝えるよう，工夫しなければなりません。

　このように自閉症の子育てには，その時々に合った，愛と知性，2つのチャンネルを使い分けしていくことが肝要なことでしょう。

●服部祥子：精神科医，元神戸市シルバーカレッジ学長，大阪人間科学大学名誉教授。著書に『精神科医の子育て論』（新潮社）『幼児期からの心の教育—これからの子育てへの提言』（ひかりのくに）『親と子—アメリカ・ソ連・日本』（新潮社）他多数。

■出典　服部祥子『子どもが育つみちすじ』新潮文庫（2006）p.120

6

自己肯定感情，自尊心が育つように支援する。これが療育，教育，その他支援のすべて

佐々木正美

　子育てや療育，教育の根本原理を，この一言で言っているのがすごいと思います。最近は不登校24万人（2022年度），ひきこもり100万人と学校や社会から孤立する子どもや大人が増えています。そのことが話

題に上った時，よく出てくる言葉が自己肯定感情[7]や自尊心で，心理学用語がこれほど一般市民に浸透している例は少ないでしょう。自己肯定感情は自己存在感，自尊感情とほぼ同じ意味で，自分に対して肯定的な感情を持ち，様々な自分を受け入れる感覚として使われています。

アメリカの心理学者アブラハム・マズロー[8]の欲求の階層によると，人間の欲求には5段階あって，第4段階にある自尊心（自己肯定感）は，第1段階の生理的欲求，第2段階の安全・安定欲求，第3段階の愛，集団所属欲求の全てが満たされないと，かなわないと

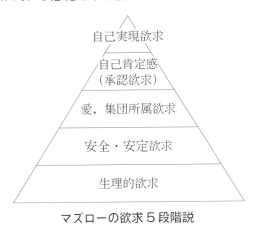

マズローの欲求5段階説

されています。だとすると家庭が安定して愛情に満たされていても，いじめや仲間外れなど人間関係に問題があると，集団所属の欲求が満たされず，自己肯定感，さらに自己実現欲求を持つことができなくなってしまいます。

また自己肯定感の対義語は自己否定感で，他の人と比較されて「もっと頑張れ」，あるいは「だめ！」や「何やってんの！」など否定的な言葉が多すぎると，そのような感情が育ってしまうのかもしれません。つ

---

7) 自己肯定感情：self‐esteem の訳。自己肯定感とも言う。自分は価値のある存在である，自分に自信を持っている，自分をまあまあだと思うなど，ありのままの自分を肯定する感情。自尊心，自己存在感，自己効力感，自尊感情などと近い概念。

8) アブラハム・マズロー（1908 ～ 1970）：アメリカの心理学者。人間性心理学の生みの親。マズローの欲求5段階説は心理学の法則として有名。この理論は自己肯定感の大切さを説明するのによく使われる。

まり日常生活の中で「できたね」「いいよ」などの肯定形の言葉掛けが少ないのでしょう。

　TV番組「徹子の部屋」でおなじみの黒柳徹子さんは，自伝的物語『窓際のトットちゃん』（講談社，1981）の中で，主人公トットちゃんは，小学校1年生で地域の小学校を退学させられましたが，転校先のトモエ学園の小林校長先生に，一日に何度も「君は本当はいい子なんだ」と言われ続け，学校が大好きになったと，書いています。もちろん校長先生は，どの子にも自信を付けるような言葉をいつも掛けてくれていたそうです。これが自己肯定感を育てるということなのでしょう。

　私の高校教師時代を振り返ると，赤面の至りです。学校には校則というのがあって，髪型，リボン，制服など，何cm短い，長い，などとずいぶん厳しい規定でした。その頃は担任として個人には優しく，集団には厳しく，をモットーにしていたので，校則に従ってチェックし，毎日のように生徒を注意していました。当時生徒に対して使うのは否定形，疑問形，命令形ばかりの嫌な言葉でした。その後，高校から特別支援学校に転勤し，そして教師を退職した今，あらためて気付いたことは，人間，年をとっても，いくつになってもほめられるのはいいもので，叱られること，否定的な言葉で注意を受けることは本当につらいものだということです。

■出典　自閉症とコミュニケーション障害児・者のための療育援助セミナー佐々木正美氏講演テキスト「自閉症の子どもや人たちよりも私たちの努力の仕方」福島県自閉症協会（2011）p.2

7

原則は，「あなたはあなたのままでいいんだ」という育て方をしてあげる

佐々木正美

　このように言われると，アスペルガー[9]の人は，ずいぶん心が軽くなります。自分が普通になれるのだろうか？　どうしたら普通になれるのか？　と違和感を持って生きている人たちには，心にしみる言葉です。自分は他の人とはずいぶん違う，生きづらい，自分の胸の内を人に知られるのが恥ずかしい，自分は何者なのか？　と，ずうっと問い続けていた人たち。あるがままの自分を隠し，他者に知られないように，必死になって定型発達のように振る舞っている人たち。それなのにやっぱり普通になれない。そこに自分は今の自分のままでいいと認められるのです。なんて素敵な言葉でしょう！

　これに近い言葉で，佐々木氏が相田みつを[10]氏との共著『育てたように子は育つ』（小学館）の中に「そのままでいいがな」という言葉が出てきます。無条件の承認，条件を付けない愛情，子育てということなのでしょう。

　これは定型発達の子どもたちにも当てはまる言葉だと思います。親と子は別の人格なのに，親はどうしても子どもに期待します。自分がかなえることができなかった夢を子どもに託したりもします。すると，あな

---

9) アスペルガー：アスペルガー症候群とも言う。以前 ICD-10（国際疾病分類第10版）や DSM-4（アメリカ精神医学会『精神障害の診断・統計マニュアル』第4版）で広く使われていた診断名で，言葉の発達や知的に遅れのない自閉症スペクトラムを指す。現在は DSM-5 では ASD（自閉スペクトラム症）に含まれる。

10) 相田みつを（1924 ～ 1991）：詩人，書家。平易な詩を独特の書体で書いた作品で知られる。東京都千代田区丸の内に相田みつを美術館がある。

たはあなたのままでいいという段階で済まなくなります。親も頑張って応援するから，もっともっと頑張ってほしい，あなたにはもっともっと力があるはず……と。なかなかあなたはあなたのままでいい，で止まってはくれません。もちろん親の期待に応えることのできる子どもは確かにいます。でもそれはほんの一部の子どもたちです。

　アスペルガーの人は毎日，学校で，社会で，人間関係のあつれきの中で頑張っています。それなのに「もっと頑張れ！」「もっと周りに合わせて！」「自分を変革しろ！」とは言わないでほしいのです。彼らはありのままの自分を認めてもらえば，きっと自分の持っている力を発揮して，のびのび学び働くことができるのですから。

■出典　佐々木正美『アスペルガーを生きる子どもたちへ』日本評論社
　（2011）p.156

8

42歳になってもまだ発達すること，絶対にあの子たちは一生あきらめてはいけないということを

須田初枝

　この言葉には続きがあります。「この頃，彼（息子）が見せてくれています。しかしこの発達には過去にどのような働きかけをしたかだと思います。私は自分が死ぬまであの子の発達は止まらないんだ，と思って環境をつくって，その中で努力していきたいなと思っております。」

　自閉症スペクトラムの親として，すごく重みのある言葉です。これは（社）日本自閉症協会で主催した座談会「自閉症の人たちの適応を良く

した親たち」での紙面発表で，当時青年の母であり，自閉症協会の副会長だった須田氏の発言の一部です。

　時々「子どもは自分で育つもの，子どもの育ちを信じ，見守ることが大切」という言葉を耳にすることがあります。これはなるほどと，うなずける面もあり，定型発達の子の場合なら，人によっては一部納得（？）ということもありますが，自閉症スペクトラムの子どもの場合は納得がいきません。

　まずは子どもの特性の理解，それに基づいた分かりやすい環境づくり，働きかけ，そして諦めないで教え続けることが大切です。今やれることに最善を尽くします。結果はすぐに出ることもありますが，何年も後に出てくるかもしれません。小学校に入って伸びたのは，幼児期の丁寧な子育てや療育によるのかもしれないし，成人期に伸びたのは，中学校の時，担任の先生と頑張ったお陰かもしれません。

　特に青年期，成人期の自閉症の人たちと接すると，ある時，彼らは今までできなかったことがちょっとしたきっかけでできるようになります。あれもこれも，確かに何歳になっても成長が見られます。これは多くの親や支援者が実感していることだと思います。

　小さい子どもの親御さんは，今，子どものために自分なりに一生懸命に子育てをしています，この先が見えず，失敗しながら，悩みながら……。しかしこれらの努力は，長い目で見れば，きっとその子の成長の肥やしになると，この言葉を聞いて信じることができるようになればと思います。

●須田初枝：元（社）日本自閉症協会副会長，元けやきの郷理事長。2021年没。

■出典　（社）日本自閉症協会編『心を開く』No.29（2001.2）p.11

　子ども一人ひとりの特性に合わせて環境を整える。子どもへの余分な刺激をできるだけ減らし，課題や活動に集中できるように，家具，パーテーション，棚や敷物などを用いて環境（空間，場）を調整する。

〈著者が担当した教室例—特別支援学校小学部4年生・6名—〉

・知的障害1名，自閉症5名。
・学習机とイスは各クラス人数分の配分のため，校内倉庫より必要な数の古い机とイスを追加する。

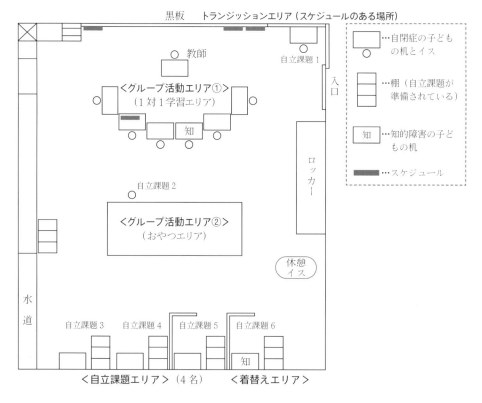

＊グループ活動エリア①は，他の子どもが自立課題中は1対1の学習エリアとなる。
＊グループ活動エリア②は，テーブルクロスを敷くと，おやつエリアとなる。
＊自立課題6の場所は，通常は着替えエリアとして使用。

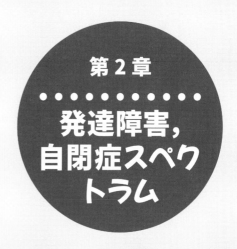

第2章

● ● ● ● ● ● ● ● ● ●

発達障害，
自閉症スペク
トラム

　昨今は情報化社会が急激に進み，発達障害や自閉症スペクトラムという言葉を頻繁に見聞きするようになりました。サイエンスマガジン『別冊 Newton 一精神の病気　発達障害編一』(2020) では，「10人に1人が発達障害？　ASD[1] の有病率は3.33%……（中略）発達障害の1つである注意欠如・多動症（ADHD）の疾病率は9.4%（610万人）」と警告を発しています。しかし発達障害や自閉症スペクトラムの現れ方は人によって様々で，定型発達の人々との境界も不明瞭なため，直接関わったことがない人たちにとっては，極めて理解しにくい，誤解を生みやすい障害です。

　ここではこれら発達障害や自閉症の専門家の貴重な言葉を通して，発達障害の本質に迫りたいと思います。

---

1) ASD：Autism Spectrum Disorder の略。自閉症スペクトラム障害や自閉スペクトラム症と訳す。

9

発達障害というのは発達の遅れというより，発達の偏りということ

佐々木正美

　数年前，タレント，モデル，役者としてテレビ，ラジオ，舞台や映画で活躍中の栗原類氏が，視聴率の高い NHK の朝の番組の「あさイチ」に出演して，発達障害であることをカミングアウトしました。さらに栗原氏自身の著書『発達障害の僕が輝ける場所をみつけられた理由』（KADOKAWA，2016）の中で，母親や担当医そして芥川賞受賞作家でお笑いタレントの又吉直樹氏のインタビューと共に，自分のアンバランスな成長記録を赤裸々に伝えています。

　こうして社会における発達障害への理解が，ずいぶん進んできましたが，発達障害は障害と表記されているため，この「しょうがい」という字が重くのしかかり，発達障害者当人はなかなか納得できず，障害名を隠して生活している人たちがたくさんいるのも現実です。

　このような時，発達障害は発達が遅れているのではなく，「発達の偏り，不均衡（アンバランス）ということ」という言葉は，とても優しい表現です。遅れている，劣っているのではなく，発達が偏っている，凸凹がある，ただ他人と違っているだけなのです。

　ある部分で発達に凹（弱み）があっても，中には音楽，美術，科学，IT，文学などの分野で特に秀でた凸（強み）を現す人もたくさんいます。もちろん誰にでも強みもあれば弱みもあります。

　発達障害者全員に，人より優れた才能があるわけでもありません。発達障害の子はただ凸凹の差が激しく，不均衡（アンバランス）なだけ。何でもみんなと同じ，平均がいい，という最近の風潮には気を付けなければなりません。

　強みや得意なことを伸ばせば，大きな自信になり，弱みは目立たなくなります。弱みを何とか普通に近づけるように努力するより，強みを伸ばせば伸ばすほど，本人の中に眠っているやる気が頭をもたげ，眠っていた才能が開花してきます。自分に自信が湧いてきます。

　人間は一人ひとり違っていて，どんな人にもそれぞれに存在価値があります。生きていく価値のない人などいないのです。人それぞれの強みを発揮することによって，社会はより豊かになります。生物多様性[2]同様，人間の多様性を認め合っていきたいものです。

　多様性を話題にする時，思い浮かべるのは，大正時代から昭和時代に活躍した童謡詩人の金子みすゞの詩『私と小鳥と鈴と』の有名な一節です。「鈴と，小鳥と，それから私，みんなちがって，みんないい。」

　この「みんなちがって，みんないい」は，仙台で2001年に始まった，障害のある人もない人も一緒に音楽を楽しみ，「心のバリアフリー」を目指すストリート音楽祭「とっておきの音楽祭」の合い言葉になっています。

■出典　『第142回国治研セミナーテキスト集　TEACCHプログラムに学ぶ自閉症・発達障害への支援』（2013）p.15

---

2) 生物多様性：地球上には人間などの動植物から菌類などの微生物まで，生息する全ての「いきもの」が食物連鎖で支え合い，循環し合って，バランスを保って生きている，この全体像を言う。

10

彼らは障害を克服して成功したのではなく，他の人と違った考え方，発想法にたけていたから成功したのだ

上野一彦

　これは発達障害だったであろうと推測されるエジソンやアインシュタインなどの歴史上の人物を例に挙げて述べられた言葉です。発達障害の人の中には優れた才能を持っていた人がしばしば見受けられます。発達障害関係の本を読むと，歴史上の人物の中には発達障害と思われる多くの天才たちが登場します。

　また現在でも各分野で活躍している方々で，自ら発達障害であることをカミングアウトした方もいます。外国では俳優のトム・クルーズ氏（LD, ディスレクシア[3]），日本では栗原類氏（ASD, ADHD, LD）などです。

　彼らはその豊かな才能の反面，弱点もたくさん持っています。子どもの頃は，その弱点が目立ち，苦しんだようです。そのような時，親をはじめ周りの人たちが，弱点の克服を第一とは考えず，他の子どもとは違う考え方，発想を持っていることを認め，それを強みとして伸ばし，強みを後押ししてくれたお陰で，他人と比べられることなく，自分のやりたいことや進みたい分野に専念することができ，その道を究める力を身に付けたのでしょう。

　過去に，障害を克服するという表現を用いる人も結構いました。今でも克服すると主張する人がいます。しかし今では，発達障害は脳の機能不全によるもので，病気のように治す，あるいは本人の努力で克服するものではなく，うまく付き合っていくもの，強みを伸ばしていくものと，

3）ディスレクシア：LD（学習症）の1つ。読字障害，失読症とも言う。会話は普通にでき，知的障害もないが，「読み」につまずきがあるため「書き」も不得意になる発達障害。しばしばADHDや自閉症スペクトラムと併存する。

共通認識されています。

　発達障害の人たちの中には，定型発達の人にはない考え方や発想を持ち，新しい科学や文化を生み出し，新しい時代を切り開いていく人たちがいます。それが歴史上の偉大な人物の研究によって証明されてきています。

●**上野一彦**：教育心理学者，学校法人旭出学園理事長，東京学芸大学名誉教授。学習障害研究を専門とし，全国親の会，日本LD学会設立に携わる。著書に『LD（学習障害）とディスレクシア（読み書き障害）─子どもたちの「学び」と「個性」─』（講談社）など多数。

■出典　上野一彦『LD教授の贈り物』講談社（2007）p.192

11

自閉症を文化としてとらえる

エリック・ショプラー

　最近，聴覚障害の人たちが，手話だけでは自分の気持ちを聴者[4]に十分伝えることができずコミュケーションに大きなずれがあることを，「ろう文化[5]」

4）聴者：聴覚に障害のない人。

5）ろう文化：日本のろう者は日本手話を使用し，聴覚ではなく，視覚・触覚を重視したコミュニケーションをするため，言語的少数者として，ものごとの意味理解が，聴者とは異なることが多い。このため，ろう者によって，習得，共有，伝達された行動様式，生活体系を「ろう文化」と呼ぶ。例として，集会の合図として，電灯を点滅させる，拍手の時は手をひらひらさせる，指差しは物だけでなく人にも行う（目上の人にも）など。

という言葉で表現し，一般の人たちにろう者と聴者の文化の違いを伝えているようです。

TEACCH では，いち早く自閉症は私たちと異なる文化を持つ，つまり「自閉症の文化」という言葉を使ってきました。私がこの言葉を聞いた 30 年前，とても衝撃的でした。ところが今は自閉症の文化という言葉は結構普通に使われるようになり，自閉症の正しい理解が一層進むようになりました。それまでは，自閉症を知らない人たちの多くにとって，自閉症の人には言葉が通じない，常識が通じない，物事の意味が分からない，何かにこだわる人，どう対応すればいいか分からなくて厄介な人，ということで，理解することが困難な障害でした。

自閉症の文化を理解するための一例をあげます。例えばスワヒリ語しか話せないアフリカの国から来た人がいたとしましょう。もちろん英語も日本語も通じない，文化も生活習慣も全く違う外国人です。日本語でジェスチャーを使って伝えても，なかなか伝わらないでしょう。反対に相手が伝えていることもほとんど分からないでしょう。

そのような時，私たちは日本語でベラベラとコミュニケーションをすることはしません。どういう手段ならうまく伝わるか，ジェスチャー，歌，太鼓，ダンス，運動など，いろんな手段を通して，どうすれば一緒に活動できるのか，丁寧なコミュニケーションを試してみることでしょう。文化が違えば，まず我々が相手に合わせて歩み寄り，分かり合うところを一つひとつ見付けていくように努力することになるでしょう。

グローバル社会，そして 2021 年には東京パラリンピックが開かれ，いろいろな国のいろいろな障害を持つアスリートが，私たちに大きな感動を与えてくれました。このように異文化理解が進み文化多様性[6]が叫

---

6) 文化多様性：各地，各国の固有の文化や多文化主義などの大切さを表し，それぞれの文化を，グローバル化から守ることに主眼を置く概念。2005 年ユネスコ総会で「文化多様性に関する世界宣言」が採択された。

ばれている今こそ，自閉症の文化を理解し，自閉症の人一人ひとりを理解し，障害のある人もない人も隔てなく，安心して生きていける社会を作りたいものです。

●エリック・ショプラー（1927 ～ 2006）：アメリカの心理学者，元ノースカロライナ大学医学部教授。ノースカロライナ大学医学部発祥の TEACCH プログラムの創設者。1989 年に初来日し，1 週間の現任者トレーニングセミナーを行う。著書に『自閉症への親の支援　TEACCH 入門』（編著，黎明書房）『自閉症の治療教育プログラム』（ぶどう社）『TEACCH とは何か　自閉症スペクトラム障害の人へのトータル・アプローチ』（共著，エンパワメント研究所）など多数。

■出典　『第 116 回国際治療教育研究所セミナー　ゲーリー・メジボフ氏講義資料』（2006）p.33

12

定型発達の子には，困難を乗り越えてこそ，大きな達成感，喜びを得ることを教えたい。しかしこれでは自閉症の子どもには苦しさだけが残るから，成功する方法だけを教えたい

佐々木正美

　この言葉は，10 年以上前，特別支援学校の元同僚の田中康子氏が，福島県自閉症協会の講演会に参加した時，佐々木正美氏の言葉に大きな感銘を受け，家に帰ってすぐ送ってくれたメールの一部です。田中氏は，講師の佐々木氏に次のような質問をしたそうです。「今，先生からお話

しいただいたことは，著書にも書かれていたとおり，定型発達の子ども
の子育てにも自閉症の子どもの子育てにも，共通して言えることだと感
じていますが，定型発達の子どもの子育てと自閉症の子どもの子育てと
の，決定的な違いについて教えてください。」この質問への佐々木氏の
答えがこの言葉です。

このメールを読んだ瞬間，私の中にくすぶっていた自閉症児の育児に
関するモヤモヤが一気に消えていきました。なんということでしょう
……障害特性を十分に分かっていると言いながら，子どもが多少頑張れ
ば，努力すれば何とかなる，問題を乗り越えるだろう，いや自閉症の子
はありのままでいいのだ，無理しなくていいのだ，などといろいろ考え，
思い悩んでいた時でした。

確かに定型発達の子どもたちを見ると，日々努力，努力の生活で，学
校の勉強，塾，ピアノに水泳などの習い事，スポーツ少年団などにおい
て具体的な目標を掲げて，困難に立ち向かっています。そこには多くの
励ましと叱責があり，失敗や挫折があります。それでも自分と闘いなが
ら，将来のために頑張っています。

一方自閉症の子どもたちはどうでしょう。目の前にある困難を乗り越
えた先に，明るい未来を想像できるでしょうか？　今まで経験もない活
動にチャレンジする意欲はあるでしょうか？　活動が失敗に終わったら，
次にこうすればいいと立て直すことができるでしょうか？

ティーチみやぎの親子教室には小学校，中学校，さらには高校になっ
てからの不登校や家にひきこもっている人たちの親子も相談にやってき
ます。その子どもたちの多くは，学校時代，人間関係で困難を乗り越え
ることができず，失敗や叱責等で自己肯定感をなくし，自分の持ってい
る力を出すことができずに苦しんできたのです。

確かに自閉症スペクトラムの子どもに成功する方法だけを教えるとい
うことは甘すぎる，と異論を唱える人が多いのではないでしょうか？

もちろん自閉症スペクトラムの子ども，と言っても一様ではありませんが，私は佐々木氏の言う「成功する方法だけを教えたい」という考えを全面的に支持します。自閉症スペクトラムの子どもを定型発達に近付けようとすれば，その失敗によるリスクがあまりにも大きすぎます。人によっては一生の痛手となります。ですから，身近なこと一つひとつに達成感を感じ，成功体験を積んでいけば，自己効力感[7]を持つことができ，自己肯定感が高まると思います。

■出典　福島県自閉症協会主催　佐々木正美氏講演（2011）の質疑応答より

13

自閉症ほど，人に説明するのが難しい障害はない

佐藤曉

　自閉症とは何か，を説明するのは簡単なようで，かなり難しいことです。自閉症スペクトラムという名称で統一される前は，小児分裂病とも呼ばれていた時期があり，つい最近まで小児自閉症，自閉症，自閉的傾向，広汎性発達障害[8]，アスペルガー症候群などのいろいろな名称が使われていました。

---

7) 自己効力感：Self-efficacy。自分がある状況において，必要な行動をうまく実行できた時，「自分はこんなこともできるんだ」と自分の可能性を信じることができること。自己効力感を得るためには，成功体験を積み重ねることが必要。自己効力感が上がると，次に挑戦する気持ちが湧いてくる。

8) 広汎性発達障害：1988年に日本語版で発表されたDSM-III-Rにおいて，定義されていた広義の自閉的な障害。

一般的には，発達障害の１つであり，DSM-5 の診断基準によると，神経発達障害の１つで，社会的コミュニケーションおよび相互関係や限定された反復する様式の行動，興味，活動，そして感覚異常などと説明すれば済みますが，聞いた人は分かったようで分かりません。伝えたほうも説明し切れません。どんなに一生懸命説明しても何かが足りません。また加えても説明し切れません。手短にカミングアウトした人気タレントさんを例に出すと，納得できますが，分かったようで分かりません。みんなに共通した特性があるのに，一人ひとり異なり，しかも連続性があります。しばしば同じ神経発達障害の知的障害[9]，ADHD[10]（注意欠如・多動症）や LD[11]（学習症）と併存して分かりづらくなり，さらに精神障害[12]を併せ持ったり，二次障害[13]の症状が発生したりします。

---

9) 知的障害：神経発達障害の１つで，学力，社会性，生活自立能力領域において，明らかに平均よりも低く，適応行動の障害をともなう。

10) ADHD：Attention-Deficit Hyperactivity Disorder の略。発達障害の１つ。注意欠陥・多動性障害あるいは注意欠如・多動症と訳す。有病率は 6.1% とも言われる。行動上の問題として，不注意や多動，衝動性などがある。しばしば自閉症スペクトラムや LD と併存する。

11) LD：Learning Disability の略。発達障害の１つ。学習障害あるいは限局性学習症と訳す。基本的には全般的な知的発達に遅れはないが，聞く，話す，読む，書く，計算するまたは推論する能力のうち，特定のものの習得に著しい困難を示すもの。ディスレクシアもその１つ。しばしば自閉症スペクトラムや ADHD と併存する。

12) 精神障害：精神疾患とも言う。脳内の神経伝達物質の乱れによって，感情や行動などに著しい偏りがある。うつ病や統合失調症（旧精神分裂病），双極性障害（旧そううつ病）などがある。

13) 二次障害：自閉症スペクトラムや ADHD などの発達障害の中核症状に加えて，併発しやすい日常生活上での大きな支障のこと。例えば他傷，自傷，低い自己肯定感，ひきこもり，うつ，そう，怒り，多動，強迫性疾患，気分障害，適応障害や不安障害など。

　心理学的理論でも実行機能[14]の不全，中枢性統合[15]の弱さ，心の理論[16]の弱さなど，いろいろ挙げられますが，それぞれ1つの理論にすぎません。またある人は「自閉症はまるで異星人」と言い，またある人は「自閉症は一度経験した事を忘れることができない障害」と言い，さらに「物事の意味の分からない障害」と言う人もいます。

　ともあれ，どんなに手を尽くしても学び続けても，自閉症スペクトラムほど人に説明するのが難しい障害はないと思います。

●**佐藤暁**：教育学者，岡山大学教授。専門は特別支援教育臨床。著書に『実践満載　発達に課題のある子の保育の手だて』（岩崎学術出版）『見て分かる困り感に寄り添う支援の実際』（学研）他多数。

---

14) 実行機能：物事をいつ，どこで，何を，どのような手順で行うかなどと，計画を立て，組織化し整理統合すること。実行機能の構成要素には，注意の維持，熟考，自己組織化，自己調整，自己評価，自己認知，ワーキングメモリー＊，動作の協応などがある。

　＊ワーキングメモリー：作動記憶とも言われ，行動や決断などの活動に必要な情報を，いつでも使用可能な状態で一時的に保持し，課題を遂行するような心理的制御をおこなう記憶システム。例えば，書かれた内容を一時的に記憶しながら物語を読み進めることや，かかってきた電話に出て相手の名前と電話番号を一時的に記憶すること。

15) 中枢性統合：central coherence の訳。全体の状況を見て理解する能力。中枢性統合が弱いと，入ってきた情報のほんの一部のみに注目してしまい，他の情報を認知，把握，整理，統合することができなくなるため，情報の全体を把握することや総合的に判断することが難しくなる。よく「木を見て森を見ない」ということわざに例えられる。

16) 心の理論：有名な「サリーとアンの課題（実験）」で試される。定型発達の子どもは，生得的に他者には感情があり，他者は自分とは異なった考えを持つ，ということが分かる。つまりある年齢になると，自然に人の心を読むことができる，という理論。この他，「スマーティーの箱の中の鉛筆」や「アイスクリーム課題」でも，試すことができる。

■出典　佐藤暁『自閉症児の困り感に寄り添う支援』学研（2007）p.2

自分スタイルを貫くアーミッシュ

　1993 年 12 月，私はアメリカのペンシルバニア州フィラデルフィアに近いダッチ・カントリーにあるランカスター地方のアーミッシュの村にいました。その日は日曜日だったので，教会に行く男性は黒い服に黒い帽子をかぶって，バギーと呼ばれる 1 頭立ての馬車に乗って行きました。

　アーミッシュの人たちは 1720 年代のドイツ系移民で，キリスト教徒の一派の宗教集団です。今でも車を一切使わず，移動は全て馬車を使い，アーミッシュ以外の人との交わりはバザーなどを除いてほとんどありません。子どもの教育は自分たちのためのワンルームスクールという小さな学校で行い，ガスや電気，電話も使わず，多くは水車や風車のエネルギーを使い，広大な農場での農耕生活を続けています。

　アーミッシュは 2020 年代の今でも現代文明を受け入れないで，頑固に 300 年以上も前の時代と同じ生活を続けています。アーミッシュに生まれた子どもはアーミッシュの生活を続け，男たちは朝日と共に農場で働き，夕日と共に家路につきます。女たちは手で洗濯物を洗い，縫い物などの家事にいそしみ，夫の帰りを待ちます。ただし，彼らはアメリカ国民として税金を払うため，時々バザーを開き，余った農産物や手作りのキルトなどの手工芸品を売っています。

　ここペンシルバニア州ランカスター地方はごく普通のアメリカの田舎で，現代風のレストランや建物が立ち並び，たくさんの自動車が行き交っています。このような国道をアーミッシュの人たちは馬車に乗ってゆっくり進んでいきます。私の乗った車は，馬車を見つけると速度を落としながら彼らを追い越していきます。両者の生活はほんの少しの接点でつながっています。道のところどころに馬糞が落ちているのですが……。

　当時もらったパンフレットには，次のようなことが書いてありました。

「あなたがアーミッシュの人たちと接した時，彼らは映画スターとか見世物でもなく，違った生活スタイルを選んで生活している人たちである，ということを思い出してください。どうか彼らのプライバシーを尊重し，彼らの土地に黙って侵入することを差し控えてください……」

　学習や活動の流れ，いつ何をするのかを分かりやすく伝えるシステム。子どもの理解度や特性，発達に合わせて，これから始まる活動を何で伝えるか，情報量はどのくらいか，情報の提示方法や処理方法をどうするかを調整する。原則として，情報は上から下もしくは左から右の順番に並べる。方法は一人ひとりに合わせる。

ねらい：学習や活動の流れが分かり，自分で判断して活動場所に移動することができる。

●スケジュールを何で伝えるか

　本人にとって意味が分かるものなら，何でも！

　（理解が進んだら無理なく変えていく。）

〈「学校に行く」の例〉

①具体物（実物）

　実際に使用する
「かばん」を提示。

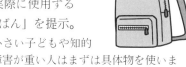

・小さい子どもや知的
　障害が重い人はまずは具体物を使いましょう。

②ミニチュア

・ミニチュアを分かってくれたら，
　カードに貼ることもできます。

③絵カード or 写真カード

④絵（写真）カードに文字入り

・子どもみんなが絵カード使用ではありません。
・大人がよいと思った絵や写真でも，その子が理解できているかどうかは分かりません。

⑤文字カード

がっこう

文字カードに熟練すると
予定表になる人もいます　→

□ あさのかい
□ うんどう
□ きゅうけい
□ こくご
□ おんがく

〈具体物のスケジュール例〉　＊支援が一番難しい

①手渡す　（コップ＝飲み物）

②具体物２個を提示
　する

　（上から下に進む）

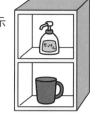

手を洗う

飲み物

第3章
・・・・・・・・・・・
自閉症スペク
トラムの世界

　自閉症スペクトラムについて学ぶと，よく"自閉症スペクトラムの世界"という言葉を耳にします。以前は専門家が想像して彼らの世界を伝えていましたが，20〜30年前から自閉症者本人が，著書や講演で，自分の心の内を赤裸々に語るようになってきました。こうした本人の言葉から，今まで研究者も分からなかった彼らの生々しい心の内が明らかになってきました。

　彼らは私たちと同じ人間，だから同じ世界にいる，と一方的に考えるのではなく，どうやら私たちと違った世界にいる，という違いを理解することが大切なようです。

　私たちが想像できなかった彼らの世界に目を向ければ，彼ら一人ひとりをもっと理解することができ，定型発達についても別な視点から見直すことができるでしょう。

　そこで，ここでは自閉症者本人の心の内を中心に紹介します。

14

言葉がほとんどない時の自分，自閉症の人の世界は，大混乱をして無秩序なんです

テンプル・グランディン

　ある研修会で，例え話としてこんな場面を想像してみては，と言われました。

　ある時，ある場所で睡眠薬を飲まされ熟睡してしまう。ふと目を覚ましてみると，周りで何やらガヤガヤ，人の声が聞こえる。聞き取ろうとしても聞いたことのない言葉。ここはどこなのか，どこの国なのか，今は昼なのか夜なのか，何もかもさっぱり分からない。どうやら，眠っている間にどこか知らない国に強制的に連れてこられたらしい。そばにいる人は誰なのか，今，自分は何をすればいいのか，全く分からない。何もかもが分からない世界。もうパニック，恐怖の世界。

　もしかしたら自閉症の人は，このような世界に置かれているのかもしれません。

　思い起こせば，私には次のような経験があります。30年前アメリカでTEACCHプログラムを学ぶため，ペンシルバニア州フィラデルフィア近郊のチモシースクール（自閉症のための私立小学校）でビジネスインターン[1]として働いていました。12月20日を過ぎると，学校がクリスマス休暇になり，この期間のみフィラデルフィア近郊のエルウィンレジデンスという学習障害の子どもたちの寮に，インターンとして通った時のことでした。冬の短期間の滞在ということで，毎回の通勤は，レジデンスの担当者が私をホテルから車で送迎をしてくれていました。

1）ビジネスインターン：インターナショナル・インターンシップ・プログラムス（IIP）が実施している海外研修。ビジネス現場に派遣され，無報酬で働きながら最先端の専門技術を学ぶ制度。

　ある朝，午前中にフィラデルフィア駅前まで電車で買い物に出掛け，その帰り道，エルウィン駅から雪道をレジデンスまで徒歩で行くことにしました。エルウィン駅からの道は車の送迎で慣れているので，方向を確認すれば，自分一人で歩いていけるだろうと，簡単に考えてしまいました。

　しかし，買い物を終えてエルウィン駅から歩いていこうとしたら，そこは車窓から見た風景とは全く異なり，広大な雪の原が続き，少し歩いただけで，レジデンスの方向をすっかり見失ってしまいました。

　雪道を歩いている人はほとんどいません。知っているのは行き先の"エルウィンレジデンス・イーストウィング（東棟）"という名称だけでした。ようやく出会った人に聞いても，私の英語ではなかなか通じません。相手の話もネイティブすぎて通じません。ここはどこで，私はどこに行きたいのか，うまく伝えることができません。

　全く八方ふさがりで，この時の不安は計り知れないものでした。40過ぎの中年男，顔は平気そうにしていても，内心は子どものように不安と恐怖でいっぱいでした。

　それでも勇気を振り絞って聞いて回ると，何とか会話が通じる人に出会い，自分が目指す方向が分かり，ようやく広大なレジデンスの一角にたどり着き，目的のウィングに到着することができました。その頃にはずいぶん日が落ちていました。玄関先に着いた時の安堵感を今でも忘れることができません。大人でも迷子になるのは怖いものです！

　部屋の中に入ってほっと一息つき，いつもの子どもたちの中に入って折り紙を教えたり，ゲームをしたりして遊びました。そこで当たり前のことですが，学習障害の子どもたちとは言え会話のレベルは私よりずっと高い，まるで先生のようだと，感心するとともに，私の日常の英会話レベルは幼稚園児にも劣っていると，痛感しました。

　言葉のない自閉症の人の世界。その多くは見るもの聞くものが全てバ

ラバラ，そして物事の意味が分からない。安心できるもの，秩序立っているものがどこにもない，あるのは混とんとした世界のみ。まさに彼らは時間と空間の迷子になって，ヘルプも出せないでいるのです。どんな手掛かりでもいいから，意味の分かるものや安心できる人を求めてさ迷っているのでしょう。

●テンプル・グランディン：動物学者，コロラド州立大学教授。ASD 本人。著書に『我,自閉症に生まれて』(学研)『自閉症の脳を読み解く』(NHK 出版)他多数。

■出典　佐々木正美「自閉症の人々を理解する」『教育は自閉症児を変える―第 7 回千葉県自閉症研究大会講演記録集―』日本自閉症協会千葉県支部(2000) p.43

15
学校はJungleのようでした

小道モコ

　自ら ASD であることをカミングアウトしているイラストレーターの小道モコ氏は著書『あたし研究』（クリエイツかもがわ）で，自分が猛獣のいる熱帯雨林，ジャングルに入っている絵を描き，この世界が学校だと言い，次のように説明しています。「すべてが予測不能で大げさでなく，恐怖の場所でした。右上にヘビがいます。いつとびかかってくるか分かりません。左上にはゴクラクチョウがいます。いつ耳障りな甲高い声で鳴くか分かりません。」

　このようにとても感覚過敏 [2)]
の子どもは，クラスメイトの声
が怖い，先生が他の子どもを大
きな声で叱っている時，まるで
自分が叱られているように心に
刺さると言います。また，隣の
クラスからの声も全部そのまま
聞こえてくる。突然の甲高い声
は特に怖い。その声の人が近付
いてくるだけで，いつあの甲高

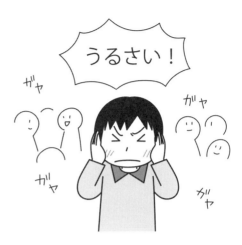

い声を発するのか，ビクビクしている。あるいはその人がそばにいるだ
けでも怖い，と言う子どももいます。

　もちろん自閉症の人は一人ひとり違うので，一概には言えませんが，
常に怖いジャングルの中にいる子，あるいは自分の体調や気分などの状
況によっては学校がジャングルに変わってしまう子どもがいることを，
私たちは知らなければなりません。子どもたちの居場所の学校が，テン
プル・グランディン氏が言う大混乱で無秩序の世界だとしたら，自閉症
の子どもたちは大変な環境にいるのです。

　ある中学生は，いつも自分と母とで学習している部屋で，これから始
まる自分一人だけの入学式で校長先生を待っている時ですら，その心境

---

2) 感覚過敏：感覚知覚過敏。五感（視覚，聴覚，触覚，嗅覚，味覚）の感覚過敏の人は，
　通常の人よりも低い閾値（いきち）で反応したり，あるいはそれを不快と感じたりする。過
　敏の代表的なものは，掃除機，バイクなどのモーター音，花火，ピストルなどの
　突然の音，赤ちゃんの泣き声等の突然発せられる大きな声などの聴覚や，糊や粘
　土，上着のタグ，人から触れられるなどの触覚や，味覚の偏りによる偏食などが
　ある。逆に痛覚が鈍く，けがをしても痛がらないという感覚鈍麻も見られる。こ
　れらは生理的現象のため，簡単な改善は難しい。特に不安が強まると，さらに過
　敏さが強まり，生活に大きな支障をきたすことがある。

を「心臓のドクドクがすごい」「気が遠くなる」「まばたきができなくなる」と母に訴えています。

　学校がジャングルに思える子どもには，ジャングルに慣れなさいと言うのではなく，学校の中に，自分の居場所，ゆったりとリラックスできるような場所，安心して勉強できる場所を用意することが大切です。

　小道氏はアメリカの高校に通学していた時，美術の先生のところがとても安心でき，「いつも笑顔で迎え　いっぱいいっぱいほめてくれた（中略）モコ　絵を描き続けるんだよ　何があっても描き続けるんだよ　と言ってくれた」とイラストを添えて書いています。

●小道モコ：30歳を過ぎてからASDと診断される。著書に『ありのままの生活』（明石書店）等。

■出典　小道モコ『あたし研究　自閉症スペクトラム～小道モコの場合』クリエイツかもがわ（2009）p.42

16
あなたの住む世界には，こんな美しい世界がある
エリック・ショプラー

　これは以前，国際治療教育研究所（現在は一般社団法人国際教育）のセミナーで，佐々木正美氏がエリック・ショプラー氏の言葉として教えてくれたもので，構造化を語る上で欠かせないものです。

　今，私の手元にはショプラー氏と一緒に写った写真があります。2002年の夏，TEACCHプログラムノースカロライナ視察研修の際に

CLLC[3]（カロライナ生活学習センター）で撮った貴重な1枚です。この写真のショプラー氏が私に語ってくれているように思えます。

　周知のように TEACCH は単なる指導法（メソッド）ではなく，自閉症の人たちが，地域で普通に幸せに生きていくための包括的な支援システムです。そして支援システムの大きな柱が構造化です。

　私が TEACCH を学ぶことができた今，構造化とは何か？　と聞かれたら，「構造化とは自閉症の人々に物事の意味を分かりやすく伝えるシステムのこと」と答えています。自閉症の人たちには，周りの世界の意味理解が難しい，つまり When，Where，Who，What，Why そして How の理解が難しいのです。だから構造化は，この5W1H すなわち，私たちの世界のいろいろな意味を分かりやすく伝えるシステムなのです。

　構造化は方法ではなくてシステムです。したがって，このシステムを理解，習得すると，少々コンテンツ（中身）が異なってもいつでも使えます。環境を整え場所の意味を伝える物理的構造化[4]，時間の経過を伝えるスケジュール[5]，活動を分かりやすくするワークシステム[6]またはア

---

3) CLLC：Carolina Living and Learning Center の略。TEACCH が直接運営する大人のための職業と居住の一体型の施設。1棟に5～10人が住んで，家事や農作業に従事して生活している。

4) 物理的構造化：TEACCH の構造化の1つで，子どもの特性に合わせて環境を整えること。子どもへの余分な刺激をできるだけ減らし，活動に集中できるようにするため，環境（空間，場）を家具，パーテーション，カーペットなどを用いて区切り，子どもにその場所や場面で何をやるのかを，分かりやすく環境調整をするシステム。（32ページ参照）

5) スケジュール：TEACCH の構造化の1つ。1日の活動の流れ，いつ何をするのかを分かりやすく伝えるシステム。子ども一人ひとりの理解に合わせて，実物，絵，写真，文字などを使って視覚的に伝える。（46，78ページ参照）

6) ワークシステム：TEACCH の構造化の1つ。一つひとつの活動の見通しを示す。大人の絶えず密着した指示や指導がなくても，課題の意味，手順，量などを理解して，1人で自立して学習や作業などの活動ができるようにするシステム。課題は上から下，左から右に進める。（90ページ参照）

クティビティシステム[7]，課題や活動の意味を視覚的に伝える視覚的構造化[8]，自分が分かって伝えることができるコミュニケーション，これらはすべてシステムです。これらのシステムをよく学んで，自閉症の人たちに丁寧に分かりやすく伝えないと，間違って伝わってしまいます。

　私たちが TEACCH の考え方と構造化について学び実践していくと，自閉症の人たちの困り感を少しずつ理解できるようになります。こうして初めて「あなたたちの周囲の世界には，こんなにいろいろな意味があるのだよ，こんなに美しい世界があるんだよ」と，具体的に自閉症の人に伝えることができるようになるのです。

■出典　『第 142 回国治研セミナーテキスト集　TEACCH プログラムに学ぶ自閉症・発達障害への支援』（2013）p.21

17

私たちはどれほど自閉症の世界を知っているだろうか？
AASEM

　これは AASEM のスタッフが毎年の自閉症療育研修会でよく使っていた言葉です。自閉症の子どもたちの支援に関わり，自閉症を学び続けて

---

7) アクティビティシステム：ワークシステムとほぼ同じ。特に運動やスポーツなど，動的な活動を行う時のワークシステムを言う。

8) 視覚的構造化：TEACCH の構造化の 1 つ。それぞれの課題・活動のやり方を分かりやすくするため，具体的で視覚的な手がかりを課題そのものに組み込む方法。その方法として，視覚的整理，視覚的明瞭化，視覚的指示がある。（102 ページ参照）

いると，いつもこの言葉にドキッとさせられます。

　子どもたちは確かに，自閉症スペクトラムに共通する特性を持ちながら，一人ひとり全く違います。したがって具体的な支援となると，今まで培った経験だけでは通用しません。

　自閉症について学び直し，この子はどんな世界にいるのだろうかと，その子の特性を見つめ直します。何度も何度もその子が見ている世界を想像し，支援を見直します。私たちはどれほど自閉症の世界を知っているのだろうか？　何も知らない，と自分自身に問い続けます。

　学校や保育園，幼稚園の先生の中には，自分が担当する生徒・児童の中に自閉症の子どもがいた場合，その子と１年間付き合い，その子どもを通して，自閉症のことが分かった，自閉症とはこういうものだ，と思い込んでしまう人がいます。特に不適切な行動を起こさない，穏やかなタイプの子どもを担当した場合に多いようです。

　このタイプの子どもは，一見，自閉症の子どもたちによく見られる学習スタイルの「目で見て学ぶ」という大事な学習スタイルすら忘れてもいいような，見た目には従順な子どもです。つまり，子どもは先生や親の言うことに素直に従い，特に問題がないように見えます。

　しかし，その多くが，一つひとつ大人からの言葉掛けを待っています。つまり，指示があれば動くが，指示がなければ動かない，指示待ちの子どもです。

　このような子どもが思春期，青年期にパニックを起こすようになるケースがよく見られます。そして日常生活において自分で決定することができない，困ったことがあっても相手に伝えることができないなど，大きな問題を抱えることにもなります。

　支援者は，もっともっと自閉症の世界を知らなければなりません。幼児から大人まで，また知的障害の重い子どもから知的障害のない子ども，

ギフテッド[9]の子ども，そしていろいろな障害を併せ持った子どもまで。それにはまず自分が担当した子どもの自閉症の世界を知るように努め，支援しながら学び，学びながら支援を繰り返していけば，少しずつ自閉症の世界が分かってくるのではないでしょうか？

　いろいろなタイプの自閉症スペクトラムへの適切な支援をするには，どうやら「私たちはどれほど自閉症の世界を知っているだろうか？」という禅問答を繰り返し，学びを深めていくことしか道はなさそうです。

● AASEM：宮城自閉症スペクトラム障害支援者を育成・研修する会（Association for Autism Spectrum Disorder Supporters' Education Miyagi の略）。臨床心理士の猪又初恵氏と片瀬道氏が設立した任意団体。宮城県内で TEACCH プログラムを学び，実践をしている教員，言語聴覚士，入所施設や NPO 法人のスタッフ，医師，保護者らが加わり，宮城県内を巡回し，10 年間自閉症支援の研修会を続けた。2023 年，一般社団法人みやぎスクエアサポートとなる。

■出典　「AASEM 自閉症療育研修会 TEACCH に学ぶ　塩釜連続講座資料」（2008）より

---

9) ギフテッド：知的ギフテッドとは，先天的に，同じ年齢・経験・環境を持つ子どもと比較して，著しく高いレベルを達成する，あるいはその可能性をうかがわせる子ども。知的能力，独創性や芸術の分野において，高い能力を示す，また並外れたリーダーシップ能力を持っていたり，特定の学術分野で秀でている子ども。

18

0か100か，100できる自信があれば，自分から取り組む。100でないと自分では納得できない

自閉症の青年

　この言葉をある自閉症の青年から聞いた時，彼らは定型発達の人たちとは全く違う世界にいるのだと，大きな衝撃を受けました。こんな大変な世界にいるの？　0か100かの世界とは？　途中はないの？　99％の自信でも自分から取り組まないの？

　多くの人は50でも70でも適当に取り組みます。また場合によっては，5や10でもダメ元と言って取り組むこともあります。考えてみれば私たちは実に適当に生きています。何とかなるさ，またやってみるさ，そのうちできるようになるさなど。

　一方，自閉症スペクトラムの青年の中には，こんなシビアな世界に生きている人がいるのです。これは，私たちが使っている自閉症の特性シート [10] でいう興味の限定 [11]・想像力の欠如 [12] の欄にあたる，完璧主

---

10) 特性シート：自閉症スペクトラム支援の根拠になる子どもの特性をまとめたシート。特性を①コミュニケーション，②社会性，③興味・関心（想像力を含む），④感覚，⑤認知・記憶，⑥アテンション，⑦運動・姿勢の7つの窓に分けている。

11) 興味の限定：興味や関心がとても狭い範囲に限られていること。今まで経験したことのないおもちゃ，食べ物，遊びや活動に誘っても，なかなか乗ってこないなどの行動が見られる。

12) 想像力の欠如：イマジネーションの障害とも言う。幼児期において見立て遊びやごっこ遊びが苦手で同じ遊びを何度も繰り返す，一人遊びが多いなどの傾向が見られる。また目の前に存在しないものを取り扱うことが苦手でパターン化した考えや行動が多くなり，「適当」や「だいたい」といったあいまいな言葉が分かりづらい。その結果，予定の変更，新規場面，ハプニング，サプライズなどに弱く，物事への柔軟な対応が難しい。

義[13]や柔軟性のなさ[14]でしょうか。この自閉症の特性が，彼らの生活のあらゆる面に困難をもたらしている，とは分かっていながら，このような強烈な言葉で言われて初めて，彼らの厳しい生きづらさを痛感します。

　ある時，ある自閉症の子どもに，不安なことを，「とても怖い5」「怖い4」「不安3」「少し不安2」「大丈夫1」の5段階に分けて具体例を挙げてもらったところ，「人前で話すという項目は5段階じゃない，5の100倍怖い」と，教えてくれました。その子はこういう世界，私たちの想定できない世界にいるのでした。

　0か100かの世界にいる人たちは，定型発達の人たちがいかに物事を適当にやっているのか，あまりにも適当すぎていて信じられない，ありえない，と思っていることでしょう。私たち定型発達の世界は，かなりいい加減（適当）で成り立っているということを，実感せずにはいられません。

　改めて0か100かの世界で生きるということを考えてみると，それは100％納得できるなら「する」，反対に0から99なら「何もしない」，できるかできないか，やるかやらないかの両極端の世界。驚くべき世界に生きているのです。この青年の言葉を，親や支援者はしっかり受け止めなければならないでしょう。

---

13) 完璧主義：常に完璧であることにこだわり，わずかのミスや失敗を許さない。成功すれば満足するが，常に自分が実行したものを自分で判断し，100点未満は失敗と見なして，失望し，怒る，自分を責める，落ち込むなどして，なかなか自己肯定感を高めることができない。

14) 柔軟性のなさ：新しいものや変更を受け入れるのが苦手。予定の変更や突然出された指示などに大きな抵抗を示す。その場やその状況に応じて，自分の予定された行動や考えなどを修正すること，相手に合わせること，臨機応変に対応することが苦手。

特性シート　　　（　　　　　　　　　）　（　　　　）才

生年月日：　　　年　　　月　　　日	④感覚の特徴
設定月日：　　　年　　　月　　　日 記録者： 家族構成：	○特異性（聴覚，視覚，味覚，嗅覚，触覚， 　光，揺れ，温度への対応）
①コミュニケーションの特徴	⑤認知・記憶の特徴
○理解 ○表現 ○相互交渉	○認知の特性 ○記憶の維持（短・長期記憶，フラッシュ 　バック等）
②社会性の特徴	⑥アテンションの特徴
○対人関係，集団でのふるまい，ルール 　の理解	○注意集中のレベル ○注意の逸れやすさ，視野，見る方向性 　の独特さ
③興味・関心の特徴	⑦運動・姿勢（微細等）
○好きなもの，こと ○嫌いなもの，こと	○手指の器用さ，身体の使い方，運動や 　活動の模倣力
○想像力（興味の偏り，変更，融通性，段取り，実行機能等）	

（加藤潔氏作成のシートを一部改良）

19

「幸福」は「フレンチトーストの朝食」と同義

テンプル・グランディン

　グランディン氏は「私は言葉より絵で考えるように生まれついたのです。絵と文字を組み合わせて考えることもあります」とも言っています。このように，絵に描けることなら分かりやすいが，幸福という絵に描けない抽象的な言葉の意味は分からない。幸福という意味を強いて説明するなら，「フレンチトーストを食べている気持ち」と具体的，個別的に表現しました。大学の動物学の分野でたくさんの論文や本を書き，食肉工場の緻密な設計をしたほどの能力の高いグランディン氏でも，自閉症であるがゆえに，幸福という抽象概念の把握が難しくて悩んでしまうのです。多くの人は信じられないと思いますが，これがグランディン氏の実態です。

　ちなみに，これを聞いた『俺ルール―自閉は急に止まれない―』（花風社，2005）の著者ニキ・リンコ氏はすぐに「幸福の意味は，休日の朝食のフレンチトースト」と言い換えたそうです。このように自閉症の人々は，「休日の朝食の」などを付け加えるなど，より狭い概念で物事の意味をとらえてしまうことが多いようです。

　これには続きがあって，グランディン氏は子どもの頃，イヌというのはいつも出会っていたダックスフンドが犬であって，見たこともなかったシェパードやチワワも犬だとは思わなかったということです。イヌという概念は，幼稚園児でも分かるのに，彼女は大人になってからシェパードもチワワも犬だと分かって，ようやく犬という概念を理解したそうです。

　私たちは彼らがこういう世界にいるらしいということを，もっと理解する必要があるのではないでしょうか？　自閉症の人は一人ひとり理解

が違いますが，世の中にある「適当に」「真面目に」「心豊か」や「愛情」など無数の抽象語，それらをどう理解して生きているのでしょうか？

■出典　『第142回国治研セミナーテキスト集　TEACCH プログラムに学ぶ
自閉症・発達障害への支援』（2013）p.20

20

Here and Now を生きる

佐々木正美

　これは，佐々木正美氏の講演の中で，自閉症の視覚優位の説明の1つとして，「百聞は一見にしかず」と「論より証拠」と並べて説明された言葉です。

　この言葉を知って，私はすぐ近所に住む自閉症の女性Kさんを思い浮かべました。私の住む町内会で，Kさんに里山を案内するインストラクターをお願いし，地域の緑地公園で自然観察会を開きました。Kさんは大学で林学を学び，動植物の生態，鳥類にとても詳しいナチュラリストです。この会で私は観察，昼食，スライド上映と会全体の進行役を担当しました。15，6名の参加者で，10:00に出発し，12：00に集会所に戻る計画で，観察会が始まりました。

　雑木林の中で参加者から「この植物の名前は？」などと質問が出ると，早速1対1でKさんの詳しい説明が始まります。その場で植物を分解し，図鑑やスマホを出しての説明に，どんどん集中していきます。時には自分でも分からないことがあると，その場に座り込んで，図鑑と見比べ徹底的に調べ始めます。そこから探求はどんどん深みにはまっていきます。

Ｋさんは観察が限られた時間であることを忘れて，その質問者だけに集中してしまいます。

　そのままにしていると，時間がどんどん進んでいきます。そこでタイムキーパー役の私は，そのたびに「皆さん，説明します」他の人たちにも声を掛けて集まってもらい，参加者への説明に切り替え，時間を見計らって「それでは次に進みます」と促します。これを何度も繰り返します。Ｋさんの丁寧な説明に参加者は大満足で，参加者全員，Ｋさんのファンです。ところで私はと言うと，タイムキーパーとして時間が大幅に遅れないか，ドキドキしながらＫさんの話の切れ目を必死に探しています。時々私の声掛けのタイミングが，Ｋさんの説明のタイミングと違ったりすると，キッとにらまれたりします。

　この経験を通して，Ｋさんは本当に Here and Now を生きている人だなあと実感します。今，ここ一点に集中するともう周りは見えなくなるのです。それが極端です。定型発達の文化には少ない，ここぞという時の集中力，それはすごいものです。そんなＫさんはとても素敵な方です。私は，時間の調整に苦労し，気をもみながらも，インストラクターとしてのＫさんを尊敬し，自然観察会を楽しんで企画しています。

■出典　『第142回国治研セミナーテキスト集　TEACCH プログラムに学ぶ　自閉症・発達障害への支援』（2013）p.20

第4章
TEACCH
プログラム

　本書の「はじめに」の注釈で TEACCH プログラムとは何かを簡単に説明しましたが，これを説明することは，内山登紀夫氏が著書『本当の TEACCH』（学研）で詳しく説明しているように，とても難しいことです。ある人は「TEACCH は哲学である」と言い，またある人は，「TEACCH は理論だ」と言うように奥が深いのです。単なる指導法やテクニックではありません。その一方，自閉症スペクトラムの人への支援は常に具体的で，やさしい対応です。

　1960 年代からノースカロライナ大学医学部で始まった TEACCH プログラムは，常に最新の研究を取り入れ，進化し続けています。1972 年にはノースカロライナ全州規模で実施され，2012 年には TEACCH Autism Program（TEACCH 自閉症プログラム）となり，本場の TEACCH を伝えるために，TEACCH のトレーニングを受けた専門家を育て，全世界で通用する TEACCH 公認専門職制度を確立しました。TEACCH 公認臨床家と TEACCH 上級コンサルタントです。

　ここでは TEACCH プログラムとは何か？　に迫る言葉を紹介します。

21

TEACCHのビジョン　自閉症スペクトラム障害のある個人とその家族のための地域ベースの介入の開発，奨励ならびに普及における世界的リーダーとなる

ローラ・クリンガー

　TEACCH のビジョン（未来像）は，その使命「模範的な地域ベースのサービス，研修プログラム並びに研究の創出と奨励に努め，それにより自閉症の本人や家族の生活の質を向上する」を受けて，上記のように述べられています。

　TEACCH 以前のノースカロライナ州では，より質の高いサービスを求めるため，遠くの州まで出掛けて行かなければならなかったそうです。そのためそれができるのは，時間的・経済的に余裕のある家族のみに限られていました。

　そこで全ての自閉症の人と家族が手軽に自分の住む地域社会で，普通に暮らしながら受けることのできるサービスの必要性を主張したのがTEACCH の創始者エリック・ショプラー氏でした。こうして TEACCHはノースカロライナ全州規模で推進され，自閉症支援の包括的なシステムとしてスタートしたのです。

　これは ABA（応用行動分析）[1] 同様，科学的，客観的根拠に基づいたサービスの提供を受けることができる社会を作ることを強調しています。

---

1) ABA（応用行動分析）：Applied Behavior Analysis の略。行動分析学の基礎研究によって明らかになった（エビデンスベース）行動や学習の法則を，教育，心理臨床，福祉などでの問題解決に応用する実践研究分野で，ABC 分析を基本とする。多くの国の自閉症支援において，TEACCH と双璧をなしている。また ABA の研究者や実践家の多くが NPO 法人日本自閉症スペクトラム支援協会，日本自閉症スペクトラム学会を牽引している。

したがって TEACCH は，日々の実践研究のみならず，常に大学や研究機関などでの基礎的な研究でエビデンスを得て，さらにアメリカ国内のみならず，世界中への普及を進めながら，その研究，実践を進化発展させています。

　1972 年にノースカロライナ州の公的プログラムとなり，その後州内どこに住んでいても，同じサービスを受けることができるように，チャペルヒル，ローリー，グリーンボロ，シャーロット，アシュビーレ，ウィルミントン，グリーンビーレと，州内に 7 つの TEACCH センターを設置しました。そして自閉症の子どもを持つ家庭まで行き渡るよう，療育機関，学校等の支援者への研修を徹底し，さらに子どもから大人までの生活を支えるために，NPO 法人 GHA 自閉症サービス[2] などの機関が実績を上げ，全州規模で TEACCH モデルを実践しているのです。

　こうして毎年多くの国から自閉症の専門家がノースカロライナに学びにやってきます。さらに TEACCH のスタッフは，世界中いろいろな国から招聘されて，トレーニングセミナーや講演会に出かけるなど，まさに世界の自閉症支援の奨励，普及のリーダーとしての役割を果たしています。

●ローラ・クリンガー：TEACCH® Autism Program のディレクター，ノースカロライナ大学准教授，児童臨床心理学者。

■出典　『第 147 回国治研セミナーテキスト集　TEACCH プログラムセミナー —ローラ・クリンガー先生より TEACCH の現在を学ぶ』（2014）p.47

---

2) NPO 法人 GHA 自閉症サービス：1978 年に設立。ノースカロライナ州アルバマーレにおいて，TEACCH の考え方で，グループホーム運営から公立学校での自閉症学級の運営，職・住が一体化した農園運営など幅広く自閉症サービスを展開している NPO 法人。TEACCH のモデルケースとして，学校やグループホームやスターバックス認定コーヒーショップが日本に紹介されている。

22

Core Value 1　自閉症を理解する

ゲーリー・メジボフ

　Core Value（コアバリュー[3]）は，メジボフ氏がTEACCHのディレクターだった時，自閉症スペクトラム支援に携わるスタッフ一人ひとりの日々の取り組みの基礎となる根本的な価値を掲げ，毎年若干の修正を繰り返しながら，進化させてきたものです。

　日本の自閉症カンファレンス[4]でのコアバリューの説明に，「全ての自閉症の人たちが豊かな生活を過ごせる社会の実現を目指すため，私たちの究極のゴールや使命を達成するため，自閉症支援に携わる一人ひとりの日々の取り組みの基礎となる，まさに根本的な価値のことをコアバリューと言う」とあります。毎年コアバリューは7〜8項目で構成されています。ノースカロライナ大学TEACCH部ではそれぞれの項目に優先順位はないと言っていますが，毎年決まって1番目に挙げられるのが，「自閉症を理解する」です。

　この説明に，志賀利一[5]氏は「自閉症の文化は，それ以外の人と違っ

---

3) コアバリュー：TEACCHプログラムの創始者エリック・ショップラー氏没後に2代目ディレクターのメジボフ氏らが中心となって策定したTEACCHプログラムの中核となる価値。スタッフにとって，大事なこと，求められる資質，価値観は何かということをまとめたもの。

4) 自閉症カンファレンスNIPPON：2002年から毎年行われているTEACCHのカンファレンス。ノースカロライナや日本の実行委員が講演，各地の実践者が発表を行うなど，大規模なカンファレンス。

5) 志賀利一：横浜やまびこの里勤務，自閉症カンファレンスNIPPONのスタッフ。著書に『知的障害・自閉症のある人への行動障害支援に役立つアイディア集65例』（監修，中央法規出版）『発達障害児者の問題行動：その理解と対応マニュアル』（エンパワメント研究所）『青年期自閉症へのサポート：青年・成人期のTEACCH実践』（共著，岩崎学術出版）など。

ているのかも知れないが，今のままでいいということ，自閉症の人を理解し，敬意を持ち，好きになること」とコメントしています。自閉症を理解することは，自閉症を学ぶ時，まず一番に学ぶ基本的な事項です。それはもちろん自閉症の世界，自閉症の文化，自閉症の特性，そして一人ひとりの特性を理解するということです。しかし，そうは言っても自閉症の一人ひとりの特性を理解することはとても難しいことです。

　毎日，子育て，療育や支援をしていても，コミュニケーションがうまく取れず，時にはその子のことが分からなくなります。ましてや拒否的な態度，興奮，激しい固執行動，破壊，自傷，他傷，大きなパニックという行動が出てくると，どう対応していいか分からなくなります。行動があまりにも激しすぎると，対応する大人も気が立って，子どもの体を抑えたり，怒ったり，あるいはその恐怖に震えたりと，冷静な対応ができなくなります。後になって，あの時こうすればよかったと，後悔することもたびたびです。

　そんな時，いつも振り返るのが「自閉症を理解する」という言葉です。ですから，本当に自閉症を理解し，その子を理解し，いざという時にも冷静に対応できるよう，繰り返し学び続けることが大切なのでしょう。

●**ゲーリー・メジボフ**：アメリカノースカロライナ大学教授，前 TEACCH プログラムディレクター。著書に『TEACCH とは何か—自閉症スペクトラム障害の人へのトータル・アプローチ』（共著，エンパワメント研究所，2007）。

■**出典**　志賀利一「自閉症の人の支援でもっとも大切なこと—コアバリュー2020—」『自閉症カンファレンス NIPPON2020　TEACCH モデルに学ぶ実践研究会資料』p.154（オンライン配信 2020.12.15）

23

TEACCHに出会って初めて自閉症の人が分かった

佐々木正美

　佐々木正美氏は，精神科医として TEACCH に出会ったのは 1982 年のことと聞いています。その頃は東京大学精神科小児部に所属し，自閉症支援の最前線で，特に統合保育や統合教育などを考え，いろいろな療育に活路を求め，大学の研究会で学んでいた時代があったようですが，どの療育もなかなか芳しい結果が得られなかったそうです。

　そのような中，いろいろな論文を読んでいくうちに，ノースカロライナ大学医学部の TEACCH の論文を見つけました。早速現地へ連絡を取ると，訪問が許可され，数人の仲間とノースカロライナを訪れ，そこで見学し説明を受けたところ，論文の発表通りの実績を上げていたことにいたく感動したそうです。TEACCH に出会うまでは，自分たちは自閉症の子を変えようとしていた。しかし，変わらなければならないのは，自分たちだった。このことに気付かせてくれたのが TEACCH だったとも言っています。

　こうしてみると，TEACCH を学んでいる多くの人は，佐々木氏と同じような経験をしているのではないでしょうか。私も初めの 2 年間は，TEACCH 以外，自閉症のあらゆる研修会に参加していましたが，いくら学んでも，担当している子どもへの支援には，学んだ指導方法がばらばらで，うまくいかず，自分の無力さを感じていました。ところがTEACCH に出会って，初めて自閉症のことが分かったと，実感できるようになりました。まさに目からうろこが落ちた瞬間です。

　これは，TEACCH プログラムは理念，ビジョン，使命，自閉症の特性の理解が一貫していて，納得感が得られ，さらに自閉症の人の人生を考えた包括的な支援と分かりやすい構造化，親を協働療育者としてとら

えていることなどによるものだからでしょう。

　TEACCH を学ぶことで，自閉症の理解が進み，子どもの特性が見えてきます。その子の特性を根拠にして，その子のための構造化を考えられるようになるのです。つまり構造化を子どもに合わせるのではなく，子どもに構造化を合わせるから，その子に最適な支援を見つけ出すことができるのです。

■出典　『第 142 回国治研セミナーテキスト集　TEACCH プログラムに学ぶ
　自閉症・発達障害への支援』（2013）p.15

24
親は専門家であり，平等なパートナーである
ジャック・ウォール

　TEACCH の理念では，「療育は両親（家族）と専門家が親密な協力関係で実施すること」とし，親を協働療育者，平等なパートナーと位置付けています。親は自分の子どものことを誰よりも知っているという強みを持っているので，この力を最大限に活かすように協力関係を作り上げます。

　親は「単なる親」という役割を超えた治療者や教育者，専門家としての役割を期待されます。したがって TEACCH のトレーニングセミナーやワークショップには，親が講師を務めるプログラムが必ず組み込まれています。医師や臨床心理士など，どんな専門家も支援者も，自閉症の子どもの親の子育ての経験，つらい気持ちを聞きます。これが支援の出発点です。専門家はアセスメントなどを通して，子どもの特性を客観的

に見ることができることが強みです。親と専門家がお互いの立場と強みの違いを確認し，尊敬を持って協力することが，子育てを強固なものにすると，考えます。

　協働の内容には，次の4点が挙げられています。①親が訓練生として専門家から学ぶ。②親が指導者になって専門家が学ぶ。③自閉症の人の精神的な支えになる。④自閉症当事者にかわって親や専門家が地域社会への代弁者となる。

　これは，今まで日本で行われてきた専門家と親の関係とはずいぶん異なっています。従来は，専門家の頂点に医師がいて，医師が全ての専門家や親をリードするという考え方でした。これは第1章「子育て」で見てきた「人間関係は，誰と誰の関係であっても，良い関係は必ず，与える者と与えられる者は，等しい価値を持っている」（名言1, 18ページ）というエリクソンの考えとは真逆の考えです。

　もちろん最近は，チーム医療ということで，医療環境では互いに対等に連携して治療や手当てをすることで，患者中心の医療を実現しようという方向を目指していますが，現実には患者のインフォームドコンセント6) を得る程度で，医師主導の医療が多いのではないでしょうか。その点TEACCHの理念でもあるお互いの立場と強みの違いを確認し，相互の尊敬によって協力するという言葉は，親と専門家の双方に大きな希望を与えてくれます。

●ジャック・ウォール：元ノースカロライナ大学心理学部臨床教授，元シャーロットTEACCHセンター所長。著書に『ジャック・ウォール博士のコンサルテーションの極意！　―TEACCH学校コンサルテーションのノウハ

---

6) インフォームドコンセント：医療行為を受ける前に，医師および看護師から医療行為について，分かりやすく十分な説明を受け，それに対し患者は疑問があればそれを解消し，内容について納得した上で，その医療行為に同意すること。

ウに学ぶ―』（ASD ヴィレッジ出版）など。

■出典　『第 86 回国治研セミナー〈第 2 回〉資料　学童期の自閉症生徒に対する TEACCH プログラム』p.10

25

専門家はGeneralistとしての訓練を受け，自閉症者の生活全般に目を向ける
ノースカロライナ大学TEACCH部

　これは梅永雄二氏が国治研セミナーの中で TEACCH の理念の 1 つを説明した際の言葉です。

　自閉症スペクトラム支援の専門的な職種は，小児科医，精神科医，臨床心理士，公認心理師，相談員，保育士，言語療法士，作業療法士，理学療法士，教師，保育士，支援員など多数あります。今までの多くの自閉症の人は，医師の診断のもと，特定の分野の専門家から治療と訓練，療育，教育を受けていました。

　しかし TEACCH では，一人ひとりの専門家はスペシャリストを超えて，子どもの生活全体を見るジェネラリストとして訓練されるのです。家族の状況や家庭環境などを総合的に理解しながら，子どもが抱えるパニックや自傷，強い固執等，どんなことにも，自分の専門外とは言わず，チームで対応しなければなりません。子どもの生活や行動一つひとつを，関係する専門家だけに任せていたら，子どもの全体像の把握や一貫した対応ができなくなるからです。

　例えば排便した際，便を手でこねて壁に塗ってしまうというこだわり

行動ができてしまった子どもがいるとします。この支援を誰がすればいいのでしょうか？　親？　担任の先生？　担当医？　放課後デイサービスの支援員？　それとも臨床心理士？　このように単なる自分の専門だけでは解決のできない問題があります。したがって専門家一人ひとりがジェネラリストとして協力し合って解決策を探さなくてはなりません。

　TEACCHでは，専門家が各自それぞれの専門を生かしながら，ジェネラリストとして働くために必要な知識として次の6点が挙げられています。①自閉症の特性，②フォーマルとインフォーマルなアセスメント，③構造化による指導，④コミュニケーションスキル，⑤ライフスキル[7]や余暇スキル，⑥家族と一緒の働きかけ。

　もちろんこのことは，中山清司氏が言う「親と専門家は，お互いの立場と強みの違いを，確認し，相互の尊敬によって協力する」という考え方とともにあります。

　このように専門家がジェネラリストになるというトータルな支援があるから，自閉症スペクトラムの子どもを持つ家族は，大きな安心感を得て，子育てを続けることができるのです。

■出典　『第142回国治研セミナーテキスト集　TEACCHプログラムに学ぶ
　　自閉症・発達障害への支援』（2013）p.48

7）ライフスキル：日常生活を送るために必要なスキル。人によって生活が異なるので，必要なライフスキルも，人によって異なる。梅永雄二氏は，15歳までに始めたい発達障害の子に必要なものとして次の10項目を挙げている。①身だしなみ，②健康管理，③住まい，④金銭管理，⑤進路選択，⑥外出，⑦対人関係，⑧余暇，⑨地域参加，⑩法的な問題。

26

彼らの方から私たちの世界や文化に入って来ることはできない。私たちが彼らの世界・文化に近づき入っていってからでなければ，彼らを私たちの世界に導くことはできない。近づき方と導き方を具体的に教えてくれたのがTEACCHである

ローナ・ウィング

　ローナ・ウィング氏はイギリスの精神科医であり，自閉症研究の世界的権威です。「アスペルガー症候群」や「自閉症スペクトラム」という用語を提唱した人でもあります。豊富な臨床経験を持ち，自閉症の娘を持つ母親でもあるウィング氏が，TEACCH を評して，こう表現したことは，TEACCH を学ぶ者にとって，とても光栄なことです。

　イギリスには英国自閉症協会が提唱している SPELL という有名な自閉症支援のための基本理念があります。そのイギリスのウィング氏が，アメリカの TEACCH の自閉症の文化という考え方を認めたことは，やはりすごいことです。しかも，「具体的に教えてくれたのは TEACCH である」と，全面的に評価してくれました。

　イギリスの SPELL の S は Structure（構造），P は Positive（肯定的），E は Empathy（共感），L は Low arousal（穏やか），L は Links（つながり）です。この SPELL の５つの理念は，TEACCH のキーワードである構造化，肯定的支援，自閉症の文化，環境調整，包括的支援などと共通するものがあり，両者の親和性の高さをうかがい知ることができます。

　なお，日本での TEACCH の研修会に，イギリスの SPELL のスタッフを講師に招いたこともあります。ここにも１つの支援方法に偏らない TEACCH の寛容さを見て取ることができます。

　ある講演で，佐々木正美氏が「TEACCH というのは，100％相手に近

づくのです。そして徐々に我々の方に近づいてきてほしいのです」という話をされました。今や自閉症を文化としてとらえるという考え方は，多くの支援者に浸透してきました。

例えば，日本語が通じない外国人には，その人の文化を尊重しながら丁寧な対応をします。決して日本語で一方的に話し掛けたりはしません。まず初めに私たちはその人がどこの国から来た人かを知ります。そして文化的背景を考えながら，その人に分かりやすいコミュニケーションを始めます。自分の家族のことを伝えるのに，英語という言葉のみで伝えてもなかなか伝えることができません。むしろ，家族写真を1枚見せるだけで，ずっと伝わりやすくなります。そうしてから身振り手振りや知っている英単語を使うと，さらにコミュニケーションができるようになるかもしれません。私たちが相手の文化に寄り添って近付いていくことは，とても大切なことです。

これと同じように，自閉症スペクトラムの人にも，その人が理解できるコミュニケーション手段を使って伝え，相手が自分の思いを楽に表出できるツールで伝えてもらうことが必要です。具体的には実物(具体物)，ミニチュア[8]，絵カード，写真カード，PECS[9]，文字カード，コミュニケーション機器などです。もちろん知的障害のない自閉症の人にも，その人なりの使い勝手のよいコミュニケーションツールが見つかるよう，一緒に具体的に考えていくのが TEACCH です。

---

8) ミニチュア：ものの意味を伝えるための実物そっくりの小型模型。バスや車で帰るのを知らせるためのおもちゃのバスやミニカーなど。(46 ページ参照)

9) PECS：Picture Exchange Communication System の略。アメリカで考案された絵カード交換式コミュニケーションシステムで，特に絵カードの意味が分かる自閉症やコミュニケーションに困難さを抱える子どもの自発的なコミュニケーション手段として，世界中に広く普及している。TEACCH プログラムの実践現場においても，コミュニケーションツールとして，よく使われている。

●ローナ・ウィング（1928〜2014）：イギリスの精神科医，著書に『自閉症スペクトル—親と専門家のためのガイドブック』（東京書籍）『あなたがあなたであるために』（監修，中央法規出版）他多数。

■出典　『第142回国治研セミナーテキスト集　TEACCHプログラムに学ぶ自閉症・発達障害への支援』（2013）p.22

TEACCHは辻斬りにあう？

　以前，東京で行われた国際治療教育研究所のセミナーで，佐々木正美氏から「TEACCHは辻斬りにあう」という話を聞いたことがありました。当時はその話を聞いて，TEACCHはアメリカからやってきて，日本に導入され，どんどん普及してきたため，その新しい考えをひどく嫌う人たちがいて，辻斬りのようにTEACCHの関係者を激しく批判してくるのだろうな，くらいに思っていました。ところが，なんと私自身が学校で辻斬りにあったのです。

　あれは20年も前のことです。ちょうど特別支援学校11年目，50歳を過ぎ，自閉症支援に夢中になっていた頃でした。私は中学部の新1年生，生徒6人全員が自閉症の学級担任で，同じクラスの担任は転入してきたばかりの40代の女性B先生ともう1人の女性の先生でした。私はそれまで数年間中学部で構造化による支援を実践してきたので，その年も新しい子どもたちに構造化を行おうと，担任3人で話し合い，子

どもたちにふさわしい教材を作り始めました。

　先生方2人とも，初めはリーダーティーチャーの私が考えている構造化に同意をしてくれたかに見えました。しかし新学年がスタートしてみると，子どもたちは，初めての学部，校舎，先生，教室に戸惑い，生活一つひとつになかなか落ち着きを取り戻すことができませんでした。

　すると他の特別支援学校での経験が豊富なB先生は，生徒を叱らないで進める構造化のような生ぬるい指導はやっていられないと，かんしゃくを起こし，一切の構造化を外し，従来の自分のやり方で指導を始めたのです。生徒の指導は厳しくしなければならない，体育館での整列の際，立つ位置に足型を置くなんてもってのほか，整列は気合で並ばせなければならないという，強硬な指導でした。教室についたてなど必要ない，机とイスは常に黒板を向いていなければならない，自立課題など必要ない，勉強は対面して言葉で教えなければならないと，強く主張し，構造化を真っ向から否定しました。子どもの支援の考えや方法が食い違うたびにB先生は感情的になり，クラス担任間の話し合いは成り立たない状態になってしまったのです。

　私が構造化の意味を伝え，子どもたちを落ち着かせたいと言っても，もう話は通じません。それから毎日が辻斬り状態です。ただ驚いたことに，いつもじっとしていない2人の生徒は，体育館での整列の際，B先生が強い目力で気合を掛けると，その場から動かないできちっと並んでいるのです。まるで蛇ににらまれたカエルのように……。一事が万事そうなるのです。もちろんB先生がいる時のみ，です。

　これまでいろいろな先生とペアを組んでクラス担任をしてきましたが，どの先生も自閉症の子どもへの構造化に理解を示し，協働してくれました。しかし，B先生だけは違って，教師としての私とTEACCHに対しては，終始完全否定でした。彼女にとって，自分の指導力と指導スキルが全てだったのでしょう。

　当時の生徒には大きな混乱を与えて，本当に申し訳ないことをしました。私もいい年をして，担任間の調整ができず，構造化を毛嫌いする先生に，構造化の必要性を丁寧に伝えることができなかった自分自身が，とても情けなく思いました。あの１年間はとても苦しいものでした。

　特別支援教育の世界にはＢ先生のような自信過剰な人，いやそれほどでなくても，話し言葉だけで自閉症の支援をしている教師がまだまだいます。このような教師に構造化の考え方をどう伝えていくのか，これは私たち TEACCH 仲間に課せられた大きな課題です。

　ここでは，たくさんあるスケジュールの中で，絵カードを使ったスケジュールの具体例を説明します。

〈絵カードを使ったスケジュール例〉

① 教師からトランジッションカード（以下，TCと表記。子どもの名前が書かれている）を受け取る。

② TCを持って，自分のトランジッション（スケジュールのある場所）に移動する。

③ TCを受け箱に入れ，スケジュールの絵カード4枚を上から順に見て，これからの予定を知る。

④ 一番上の「音楽」のカードを取り，音楽の授業で座るイスまで移動する。

⑤ イスの後ろに貼ってある絵と自分の持っているカードの絵をマッチングし，カードを受け箱に入れる。

⑥ イスに座って音楽の授業を受ける。

⑦ 音楽の授業が終わったら，教師からTCを受け取る。

⑧ トランジッションに移動し，TCを受け箱に入れ，次の「体育」のカードを取る。

⑨ 体育の場所へ移動したら，絵カードを体育の受け箱に入れ，授業を受ける。

※これら一連の活動がスムーズにできるようになるまで，教師は必要なプロンプトを与える。

⑩ 以下，「手洗い」と「おやつ」を同様に繰り返す。

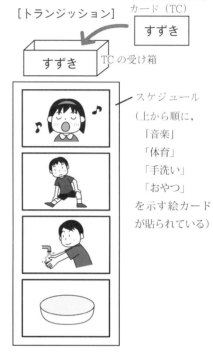

[トランジッション]

トランジッションカード（TC）

すずき

すずき　TCの受け箱

スケジュール（上から順に，「音楽」「体育」「手洗い」「おやつ」を示す絵カードが貼られている）

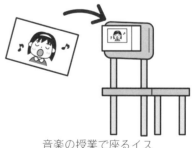

音楽の授業で座るイス（背面にカードの受け箱）

> 絵カードのスケジュールやTCを使えるようになると，自分一人で次の活動場所に移動できるようになり，子どもによってはいつの間にかTCがなくても，自分からスケジュールを見に行くようになる。

第 5 章

自閉症スペク
トラムの特性

　最近は自閉症の理解と支援を学ぶ時，まず初めに出てくる言葉が「障害特性を知る」です。ほとんどの支援者はこのことを知っています。しかし名言 38 の佐々木正美氏の言葉「私たちは，この人たちの特性について，一度聞いてわかったつもりでも，次第に忘れていってしまうのです」（108 ページ）とあるように，自閉症の特性は簡単なようで実はとても難しいテーマです。自閉症の人に共通した特性は数多くあります。そして一人ひとり，その人特有の特性を持っています。

　ここでは数ある特性の中から，誰もが納得できる言葉を紹介します。

27

ASDの人は潜在的学習に困難があるのか？

ローラ・クリンガー

　これは私たちが経験的に感じていることを，TEACCH プログラムのディレクターのローラ・クリンガー氏が「？」付きながら，的確な言葉で表現したものです。

　自閉症スペクトラムの子どもと定型発達の子どもとは，生後早い時期からずいぶん違っています。定型発達の子どもの場合，生後1年の赤ちゃんのうちから，教えられなくても学習し始め，言葉やコミュニケーション，社会性をごく自然に学んでいきます。言葉の話せない時期でも，母親とのやり取り，甘え方，素朴な要求，目を見つめての共感，双方向の愛着，ジェスチャー，人との距離感などを着実に発達させていきます。ローラ・クリンガー氏は，これを「潜在的学習」と呼びました。

　これは発達心理学者の浜田寿美男[1]氏が言っている「物事の意味やふるまいの敷き写し（大人のふるまいを見て自然に学ぶこと）ができる」という言葉に近い内容ではないでしょうか。

　自閉症スペクトラムの子どもの場合，赤ちゃんの頃から潜在的学習（暗黙的学習）が困難です。そのため自閉症の子どもの子育ては，自然に学ぶことに頼らず，具体的に明確に一つひとつ繰り返し教えていかなければなりません。このような学びをローラ・クリンガー氏は「顕在的学習」と言って，自閉症の子どもは潜在的学習の弱さを顕在的学習でカバーしている，と述べています。

　赤ちゃんの時から周りの物事を自然に学んでいくことが難しいという

1）浜田寿美男：発達心理学者，奈良女子大学名誉教授。著書に『意味から言葉へ』（ミネルヴァ書房）『障害と子どもたちの生きるかたち』（岩波書店）など多数。

ことは，その後の人生に大きな影響を与えます。赤ちゃんは生まれた時から，わざわざ教えられなくても，自然に覚えていくことがたくさんあるのですから。

　自閉症の子どもの発達の前には，想像を絶する大きな壁が立ちふさがっているということです。この世の中に無限に存在する物事の意味と振る舞いを，一つひとつ理解し，振る舞えるように学んでいかなければならないのです。気の遠くなるような話です。それでも自閉症の子どもたちは，けなげにもほんの少しだけでも手掛かりを求め，自分なりに振る舞おうと，精一杯努力しています。

　この幼児期の重荷を少しでも軽くなるように，最近 TEACCH では，幼児向けのFITT[2]というホームティーチングプログラムが実施されています。また近年日本に紹介され，国内で普及が進んでいるのは，ABAのアーリースタート・デンバーモデル[3]で，1〜5歳までのエビデンスベース[4]の超早期療育です。

■出典　『第147回国治研セミナーテキスト集　TEACCH プログラムセミナー――ローラ・クリンガー先生より TEACCH の現在を学ぶ』（2014）p.67

---

2) FITT：Family Implemented TEACCH for Toddlers の略。ノースカロライナ大学 TEACCH 部が幼児の家族向けに開発したプログラム。

3) アーリースタート・デンバーモデル：Early Start Denver Model（略名：ESDM）。サリー・ロジャースとジェラルディン・ダーソンらが開発した1歳から5歳までの超早期の包括的な介入プログラム。ABA を基本とし，1対1の介入と保護者支援からなる。

4) エビデンスベース：evidence-based。科学的根拠に基づいたという意味。

28

自閉症のダダにとって，音声の言葉は「第2言語」

奥平綾子

　TEACCHの基本理念の1つに，「自閉症の人と意味のあるコミュニケーションをしながら共生する」があります。奥平氏の言葉は，この答えの1つになるでしょう。

　私たちは日本に住んでいるので，自閉症の人たちに日本語という音声言語で支援することが当たり前と考えています。つまり，第1言語は音声言語（日本語）と考えています。しかし，奥平氏はそれを第2言語と言っています。我々の第2言語というのは，小学生から学習している英語のことなのですが……。

　私たちが日常生活で英語を使うことは，英語を使いこなせる一部の人以外にとっては，とても大変なことです。伝えたいことを伝えられない，まして英語のネイティブスピーカーから話し掛けられたらちんぷんかんぷん。それは字幕なしで難しいアメリカ映画を見ているようなものです。リンゴや車など具体的なものなら何とか理解できますが，抽象的なことはまるで分からず，大混乱してしまいます。

　自閉症の人にとって，周りで飛び交う日本語はこのような状態にあるのかもしれません。

　一方，具体物や絵，写真，文字など目に見える視覚的な手掛かりは第1言語，一番分かりやすい母国語です。苦労しないで理解でき，話し言葉のようにすぐには消えません。

　テンプル・グランディン氏は著書『自閉症の才能開発』（学習研究社）でも同じようなことを言っています。「絵で考えるのが私のやり方である。（中略）誰かに話しかけられると，その言葉は即座に絵に変化する。」またあるアスペルガーの学生は「授業は聞き分けるよりも，教科書や参考

書を読むほうが得意」と言っています。

　このように視覚的に学ぶことは，多くの自閉症の人の学習スタイルです。この人は言葉で話すことができるから，勉強ができるからと言っても，話し言葉で全てが通じるとは思わず，自閉症の「視覚的に学ぶ」という学習スタイルを尊重して，一人ひとりに合った，簡単に伝わる，そして自分から伝えることができるコミュニケーション手段を確立したいものです。

●**奥平綾子**：株式会社おめめどう（自閉症支援グッズ，本販売）代表取締役。次男が自閉症と診断。著書に『自閉症の息子　ダダくん11の不思議』（小学館）『レイルマン2—自閉症文化の愉しみ方—』（OMEMEDO）他多数。

■出典　奥平綾子『レイルマン—自閉症文化への道しるべ—』OMEMEDO（2002）p.246

29

見逃す情報が多い割には，見るところは深く見ている

ニキ・リンコ

　この言葉は作家で翻訳家のニキ・リンコ氏の『俺ルール！—自閉は急に止まれない—』（花風社）の「定義」というテーマのところで，"自閉式入力"として出てくるもので，これと対となる言葉が自閉式出力で「拾った情報は貴重なので，ハイパー律儀にそこで得た法則は守ろうとする」が続いています。

　これはTEACCHで自閉症の特性としてよく挙げられる，シングルフ

ォーカス[5]，モノトラック[6]や細部に焦点を当ててこだわる[7]に近いもの
でしょう。物事への注意の向け方を，懐中電灯で照らすことに例えた場
合，懐中電灯をどんどん前へ前へと近付けると，光が狭く，どんどん焦
点化され，最後に強い光が1点に当たるようになります。すると周り
が見えなくなり，1点のみはっきり強く見えるようになる，と説明され
ます。

　子どもが教室に入るや否や，すぐオーディオの光る部分，あるいは大
好きなパソコンのある場所に走っていく行動は，しばしば見られること
です。目的の物に一直線に向かう強さは，時には激しいもので，その途
中にあるあらゆる物をはねのけて進むこともあります。まさに猪突猛進
です。これを見るととても異常な行動に見えますが，本人にとっては，
その部屋でもっとも意味のある物，楽しみな物，見ないではいられない
満足するまで見ていたい物なのでしょう。これを困った行動とするので
はなく，強みととらえると，好奇心が旺盛で，興味のある物にはすぐに
飛びつかないではいられないということになるでしょう。

　私たちが普段見逃している物を，深く見ている，この集中力と好奇心
は，その子の才能を開花させる糸口になります。したがって，そのよう
な光景に出会ったら，危険でなければ，すぐに止めず，一体何を，どの

---

5) シングルフォーカス：single focus。モノトラックとも呼ばれ，1つのことに焦
　点を当てると，他のことに焦点を移すことが難しくなること。例えば視覚や聴覚
　など複数の感覚を同時に使うことが難しかったり，一度に複数のことを処理する
　のが難しかったりして，多くの情報の中の一部分にのみ反応してしまうこと。

6) モノトラック：mono track。シングルフォーカスとも呼ばれ，1つのチャンネル
　が開いていると，他のチャンネルが閉じてしまうこと。

7) 細部に焦点を当ててこだわる：物の一部や細部だけに焦点がいき，全体像が見
　えない状態。例えば，他者の服からちょっと糸くずが出ていると，それが気にな
　り，取らないではいられなくなったりすることなど。

ように見ているのか，その行動を観察することが大切でしょう。困った行動ではなく，面白い行動として，まずは認めてやることです。そこから強みになる特性が見えてくるかもしれません。こうした強みを生かして，卓越した研究者，精密な作品を作る芸術家への道を歩む人もいます。

　このことから，世の中に溢れている様々な情報を，自分の都合のいいように適当に選び取っている定型発達の人より，自分に興味のある情報だけをしっかり，深く見て満足している発達障害の人のほうが幸せなのかもしれません。

●ニキ・リンコ：翻訳家。30代になってアスペルガー症候群と診断される。藤家寛子との共著『自閉っ子，こういう風にできてます！』（花風社），訳書に『片づけられない女たち』（WAVE出版）など。

■出典　ニキ・リンコ『俺ルール！―自閉は急に止まれない―』花風社（2005）p.2

30

一般に自閉症の人たちは，何事にも習熟すれば楽しみを感じる特性をもっている

佐々木正美

　多くの自閉症の人は興味の幅が狭く，自分なりの楽しみを見出すのに苦労しています。

　楽しみは，室内活動か屋外活動か，体を動かす動的な活動か体を動かさない静的な活動か，雨天時も可能な活動か晴天時のみの活動か，1人で行う活動か誰かと一緒の活動か，季節限定かオールシーズンかなど，

多岐にわたります。特に保育園，幼稚園，学校では，いろいろな活動を学びます。この幼児期・学童期の経験を踏まえて，青年期・成人期には徐々に楽しみな活動が絞られ，自分の趣味，余暇活動として育っていくのです。

ところが，自閉症の人の楽しみは，いつしかユーチューブやゲーム，好きな DVD を繰り返し見るなど，極めて限られたものになっている場合が多いようです。また年齢が進むにつれて，いつの間にか楽しみな活動がないという極端なケースもあります。

自閉症の特性と関連して，自閉症の人が好むこと[8]の1つに「慣れ親しんでいること」があります。これは支援の重要な手掛かりで，将来大人になっても楽しめそうなことを小さい頃から，無理せず繰り返しやっていくと，慣れてきます。慣れてくるといつの間にかスキルアップしていきます。習熟してくると，親しみがさらに増して，自分で楽しむことができるようになり，趣味として確立し，できる自分に自信がついてきます。

Ｋさんは中学2年生，幼児期から仏像が大好きで，私のティーチみやぎの教室に来ても休憩時間にはミニチュアの仏像を出してよく遊んでいました。小学校に入る頃には，ご両親と旅行に行くと，お寺に寄っては仏像を見て楽しみ，御朱印をもらい，だんだん御朱印帳に印がたまってくるようになりました。中学校ではマイペースで仏像関係の本を読む，そして学校で仏像の絵を描く，仏像を彫る，さらに鳥獣戯画を描くというように，仏像関係の趣味がどんどん広がり，深くなっています。私たち大人と仏像の話をすると，水を得た魚のように，生き生きと話をして

---

8) 自閉症の人が好むこと：ゲーリー・メジボフ氏は，DVD『親と教師のための自閉症の人が見ている世界―自閉症の人を正しく理解する― 第2巻 自閉症の人が好むこと』（佐々木正美監修，朝日新聞厚生文化事業団）の中で，自閉症の人が好むこととして，①予測できること，②明確で具体的なこと，③秩序立っていること，④慣れ親しんでいることの4点を挙げている。

くれます。

　またNさんは小学生から乗馬を始め，中学生になった今，「趣味は乗馬です」と胸を張って言い，今後もずっと乗馬を続けてレベルアップを図り，将来は乗馬技能認定試験に挑戦したいと，目をキラキラさせて言いました。

　KさんやNさんは，幼少年期から思春期へと月日をかけて，具体的な趣味，自信の持てる余暇スキルを獲得することによって，自己効力感，自己肯定感を育んできたのでしょう。これは親が小さい時から子どもに無理強いせず，丁寧に誘い，本人の了解を得ながら始め，主体的に活動できるよう，フォローし続けた結果なのでしょう。

　このように，「慣れ親しんでいること」，つまり，1つのことを何年も続け，そのスキルに習熟してくると，自分に自信を持つことができ，ますます楽しみを感じるようになるのです。こうした趣味や余暇活動の定着がこれからの長い人生を豊かにする大きな原動力になるのです。

■出典　佐々木正美『自閉症児のためのTEACCHハンドブック』学研（2008）
　　p.144

31

あらゆる電気製品が出す「声」を知っていますか？
ドナ・ウィリアムズ

　どこの家にもあるエアコン，冷蔵庫，蛍光灯，時計，電子レンジなどの音がとても気になってしまい，普通に生活することができない。私たちが生活の中で，ほとんど気付かないで使っている電気製品の小さな音

が，とても気になってしまう。ある時はラジオの雑音，ある時は音量の
スイッチを自分でコントロールできない状態にあって「シャー」と聞こ
え続けるホワイトノイズ[9]。特に体調の悪い時や気持ちが落ち着かない
時，それらの音はいつもより強く鳴り響きます。またある時はそれら全
ての音がお化けのように，一つひとつが勝手に頭の中で音を出し，不協
和音を響かせます。

　こういった電気製品に囲まれて苦しんでいる自閉症の人の苦しみを，
ドナ・ウィリアムズは代弁しています。

　私が知るある女性は，部屋の冷蔵庫の音がとてもうるさくて，いたた
まれないと言い，高品質のノイズキャンセリング[10]を使って，何とか
紛らわしていました。

　定型発達の多くの人は，周りから聞こえてくる音を，自分に必要なも
の，必要でないもの，その中間などと，自分なりに適当にフィルターを
かけて，苦痛なく生活しています。つまりカクテルパーティー効果[11]
がうまく働き，人ごみや雑踏の中でも，さほど不自由なく生活できてい
るのです。しかし自閉症スペクトラムや発達障害の人の中には，カクテ
ルパーティー効果がうまく働かず，人込みを嫌がり，イヤマフ[12]などを

9）ホワイトノイズ：ノイズ（雑音）の一種で，様々な周波数の音を同じ強さでミ
　　ックスして再生したノイズ。例えば，換気扇や，ラジオ，テレビの砂嵐のような
　　「サーッ」「シーッ」「ゴーッ」というような雑音。

10）ノイズキャンセリング：アクティブノイズキャンセリングとも呼ばれ，聴覚が
　　過敏な人が，周囲の雑音を軽減させるために使うワイヤレスイヤホン。

11）カクテルパーティー効果：カクテルパーティーのような周りが騒々しい場にお
　　いて，自分のコミュニケーション相手の声だけを選択的に聞き取り，周りの人の
　　声や雑音をシャットダウンするなど，入力を調整することができる脳の働き。

12）イヤマフ：ヘッドフォンの形をした聴覚過敏な人のための防音保護具。使い慣
　　れないと耳が圧迫されて不快に感じるが，不要な音がシャットアウトできる。

使ってどうにか乗り切っている人も多いようです。

例えば，特別支援学校小学部 3 年生の H さん。仲間が集う朝の会で，絵本の読み聞かせに全く集中できませんでした。イヤマフをつけるのを何度か試して，ようやく嫌がらないで使えるようになると，教師が見てほしいと思った絵に注意を向けるようになってきました。すると，朝の会の活動にも落ち着いて参加できるようになってきて，絵本の読み聞かせの場面では，始めから終わりまで集中して見るようになり，面白い場面ではくすっと笑い，指を 1 本立てて，もう一度読んでほしいと，要求するようになりました。

最近では特別支援学校の生徒の中でイヤマフをつける子どもをずいぶん多く見かけるようになりました。このことから推察すると，青年や大人の中でノイズキャンセリングをつけて生活している人も結構いるのではないでしょうか？

今後も気を付けたいものです。私たちが普段気にすることのない，あらゆる電気製品の音や生活の雑音が不快な音だと言えなくて，苦しんでいる自閉症の人があなたの周りにいるかもしれません。

● ドナ・ウィリアムズ（1963 ～ 2017）：作家，自閉症者本人。著書に『自閉症だったわたしへ』（新潮社）『自閉症という体験』（誠信書房）他多数。

■ 出典 『第 117 回国治研セミナーテキスト集 ドナ・ウィリアムズ氏による高機能自閉症のひとからの提言 Part II』（2006）p.33

　親や支援者の絶えず密着した指示や指導がなくても，課題・活動の意味，手順，量などを理解して，１人で自立して学習や作業等の活動ができるようにするためのシステム。課題は基本的には上から下，左から右の手順で進める。設定は一人ひとりに合わせる。

〈進め方1　テーブルの上にある課題をやれば終わり〉

　ワークシステムの初心者や幼児向き。

　テーブル上の課題を，順番を考えずに取り組み，課題を終えたら「おわりボックス」に入れる。テーブル上から課題がなくなったら終わり。

　特に，仕上げた課題を必ずおわりボックスに入れるという〈おわり〉を繰り返し教える。

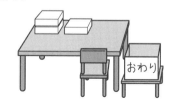

〈進め方2　テーブル上の棚にある課題を上から下へ順にやれば終わり〉

　〈進め方1〉ができるようになったら，課題は上から下（左から右）に向かって順番にやることを繰り返し教える。

　また，仕上げた課題を入れた課題箱を，おわりボックスに丁寧に入れるよう，ボックスの高さを調整しながら教える。

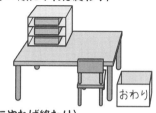

〈進め方3　テーブル上の棚にある課題を指定順にやれば終わり〉

　課題に取り組む順番を，数字や色，キャラクターのマッチングで教える。数字のマッチングの場合，テーブル上のボード（カードを置く場所）から①の数字カードを取り，棚から①の課題を取り出して行い，終わったらおわりボックスへ入れる。ボード上の数字カードがなくなったら終わり。

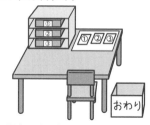

〈進め方4　離れた棚に課題があり，指定された課題をやれば終わり〉

　子どもの数が多い場合や，席から移動しても集中力が切れない子どもには，課題棚をテーブルから離れた位置に配置する。テーブル上の数字カードで指定された課題を，左から右へ順番に，棚から自分で探して取ってきて仕上げる。右図では，最後にTCを置いて，すべての課題が終わったら自分のスケジュールを見に行くようにしている。

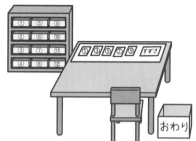

※まだイスに座っての学習ができない子どもの場合，床に座ったままでも立ったままでも，本人が安心できる姿勢で行ってよい。その際，目に見える場所に課題を置き，一つひとつ課題を仕上げておわりボックスに入れる。課題が全てなくなったら終わりとする。

第6章

アセスメント

　支援にはアセスメントが欠かせないと言われながら，毎日の支援に追われ，何を，どのようにアセスメントすればいいのか分からない方がいます。全員に同じ発達検査や知能検査を行い，数字を出して，それをまとめて終わりとなってしまい，アセスメントの結果が，毎日の支援に生かされることのない支援機関が多いようです。また一度アセスメントの研修を受けても，アセスメントの意味がよく分からず，適期にその子にあったアセスメントを実施せず1年が過ぎてしまうということもあるのではないでしょうか。

　そこでここでは，アセスメントの視点，目的，方策とは何かという，アセスメントの達人の言葉を紹介します。

32

普段から「評価的視点」をもってかかわることが大切

諏訪利明

　アセスメント[1]や評価と言うと，改めて行う発達検査や知能検査など
フォーマルな評価[2]をイメージしますが，インフォーマルな評価[3]とし
て，普段の生活での観察もとても大切な評価であるということを言って
います。これは誰でも普通にやっていることです。ただ改めてこの言葉
をかみしめ実践することが肝要です。

　例えば，小さい子どもの興味・関心の評価として，自分で楽しめるお
もちゃを探し当てる場合，プレイエリア[4]に子どもの好きなおもちゃを
置いておきます。そして，子どもが最初にどのおもちゃで遊ぶのかを見
ます。次に2週間ぐらい経ってからお気に入りだったおもちゃを隠して，
他のおもちゃを出して広げます。すると，子どもは今までお気に入りだ
ったおもちゃがないので，しかたなく今あるものの中から，気に入った

---

1) アセスメント：assessment は査定や評価と訳され，対象となる人や問題の状況
　の詳細をできるだけ客観的に明らかにし，その理解を深めるための方法の総称。
　アセスメントには，フォーマルアセスメントとインフォーマルアセスメントがあ
　る。

2) フォーマルな評価：田中ビネー知能検査や WISC-IV，K-ABC，Vineland-II 適
　応行動尺度，ADOS-2，PEP-3，TTAP など，検査道具，検査方法，採点法など
　が標準化されているアセスメント。

3) インフォーマルな評価：フォーマルな評価以外の評価。行動観察などを通して
　子どもの特性を把握すること。子どもと活動しながら，いろいろなことを試し，
　その行動を見ることや簡易な行動チェックも含む。

4) プレイエリア：物理的構造化の1つで，教室や家の中を分かりやすく区切った
　場所で，子どもが遊びとして使う場所。

ものを取って遊ぶようになります。これが次の新しい興味・関心のあるおもちゃ候補になるわけです。

　時には，プレイエリアからおもちゃを全てなくし，今まで興味・関心を持ったおもちゃを3点ほど，子どもに見えるけれども，手の届かない高い所に間隔をとって置きます。すると，子どもはおもちゃを探し始め，ようやく高い所にあるおもちゃを見つけると，取ってほしいものを伝えてきます。その時，真っ先に欲しがったおもちゃが，3点の中で一番のお気に入りであることが分かります。

　普段の生活では，子どもと遊ぶ時，親や支援者も一緒になって思いっきり遊ぶことは，何よりも大切です。それでも時には，子どもが夢中で遊んでいる時など，その様子を冷静に観察し，子どもの次の反応を予想しながら，新たな働き掛けをしてみるなども，大切なアセスメントです。

　また自立課題[5]を準備する際に，子どもにふさわしい課題かどうかを見るため，新しい課題（支援課題もしくは個別課題）を作って，実際に

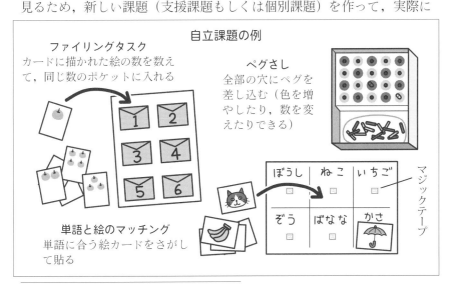

自立課題の例

ファイリングタスク
カードに描かれた絵の数を数えて，同じ数のポケットに入れる

ペグさし
全部の穴にペグを差し込む（色を増やしたり，数を変えたりできる）

1	2
3	4
5	6

単語と絵のマッチング
単語に合う絵カードをさがして貼る

| ぼうし | ねこ | いちご |
| ぞう | ばなな | かさ |

マジックテープ

5) 自立課題：最初から最後まで支援者の手助けなしに，ワークシステムにしたがって1人で自立して行う課題。

試してみます。どういう課題なら自立課題として自分で取り組んでくれるのかを，実際に教えながら観察します。これなら普段の支援の中でもできそうです。

　こういったいつものようにやっているインフォーマルな評価も，その子の特性を把握する重要なアセスメントなので，普段から評価的観点を持って関わることは，とても大切なことだと再認識させられます。

●諏訪利明：川崎医療福祉大学准教授，TEACCH 公認上級コンサルタント，日本での TEACCH のけん引者，自閉症 LABO スペシャリスト。主な著書に『TEACCH プログラムに基づく自閉症児・者のための自立課題アイディア集―身近な材料を活かす 95 例―』（監修，中央法規出版）など。

■出典　福島県自閉症協会主催「TEACCH モデルに学ぶ　自閉症支援トレーニングセミナー 2009」一般公開講座，「講義 3　評価について」資料，p.2

33

アセスメントとは，マイナス面を抽出するのではなく，どのような支援を行えば自閉症の人たちが様々なスキルを獲得し，成長するかを見つけ出すこと

梅永雄二

　アセスメントと言うと，できる，できないという 2 つの視点から行うことが多いですが，TEACCH のフォーマルな検査である PEP-3[6] や

---

6) PEP-3：Psychoeducational Profile-3 の略。自閉症児・発達障害児教育診断検査第 3 版。TEACCH プログラムが開発したフォーマルなアセスメント。おおよそ 2 歳から 7 歳半までが対象となる検査。

TTAP[7] では，知能検査のように実施方法がそれほど形式化しておらず，被検査者の実態に合わせて，ある程度柔軟に進めることができます。したがって，採点基準も，合格[8]，不合格[9] だけでなく，芽生え反応[10] という広い範囲の基準があり，芽生え反応という基準により，どんな手掛かりがあれば合格になるかという，支援の手掛かりを見つけ出すことができます。それは不合格のマイナスをプラスにしようとするのではなく，いろいろな程度の芽生え反応を，いかにすれば合格に近づけられるかを検討するものです。

　プラスである合格のスキルをある程度繰り返して行うとともに，芽生え反応のスキルを構造化[11] や再構造化[12] をして，少しずつ合格に近付

7）TTAP：TEACCH Transition Assessment Profile の略。自閉症スペクトラムの移行アセスメントプロフィール。TEACCH プログラムが開発したフォーマルなアセスメント。軽度から重度の知的障害のある自閉症スペクトラム障害者が対象となる検査。

8）合格：検査者が実演なしに，またはわずかな限られた実演で課題を完全に達成できた場合。

9）不合格：被検査者が，検査項目を達成するのに必要な知識を持っていないか，繰り返しの実演や他のサポートを受けても課題に取り組み始めなかった場合。

10）芽生え反応：合格と不合格の中間の採点基準。子どもは課題をどのように行えばいいかについて，少しは知識を持っているが，うまくやり遂げることができない時の評価。検査者は繰り返して実践して見せるか，その課題についてどうすればできるようになるかを，教えなければならない。

11）構造化：物事の意味を分かりやすくすること。構造化には物理的構造化，スケジュールの構造化，活動の構造化（ワークシステム，アクティビティシステム），視覚支援などがある。

12）再構造化：試した構造化が本人に合わない時，または本人や環境の変化にともなって今までの構造化が合わなくなった時，今までの構造化に変更を加え，さらに分かりやすく調整していくこと。

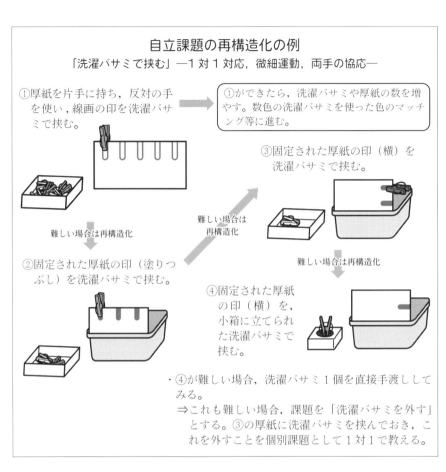

自立課題の再構造化の例
「洗濯バサミで挟む」─1対1対応，微細運動，両手の協応─

①厚紙を片手に持ち，反対の手を使い，線画の印を洗濯バサミで挟む。

①ができたら，洗濯バサミや厚紙の数を増やす。数色の洗濯バサミを使った色のマッチング等に進む。

難しい場合は再構造化

②固定された厚紙の印（塗りつぶし）を洗濯バサミで挟む。

難しい場合は再構造化

③固定された厚紙の印（横）を洗濯バサミで挟む。

難しい場合は再構造化

④固定された厚紙の印（横）を，小箱に立てられた洗濯バサミで挟む。

・④が難しい場合，洗濯バサミ1個を直接手渡ししてみる。
　⇒これも難しい場合，課題を「洗濯バサミを外す」とする。③の厚紙に洗濯バサミを挟んでおき，これを外すことを個別課題として1対1で教える。

けるという発達の広がりを図ると，それまで不合格になっていたスキルも，いつの間にか，その一部が芽生え反応に変わっていくなど，長い目で見た発達を促すことができます。

　構造化や再構造化における視覚的手掛かりとして，実物，写真，絵カード，実物見本，文字，数字，指示書などのうち，どれがその子に合っているかを見出すことが大事です。そして視覚的手掛かりが子どもの理解にぴったり合って，課題の意味を理解して進めることができれば，目的のスキル獲得にかなり近付くことができます。もちろん，視覚的手掛

かりのみでは不十分な場合，言葉掛け，身振り，指差し，モデルを示す[13]，身体的介助など，どんなプロンプト[14]が有効か，子どもの特性を見ながら，何回か繰り返します。

　このようにして，自分に合ったプロンプトを得て，できるようになったら，次は今までの視覚的な手掛かりをそのままにして，プロンプトを少しずつ外していくことです。

　こうして芽生え反応のスキルを無理なく合格に引き上げることができます。そして合格のスキルを繰り返すことによって，そのスキルが本当に身に付き，自信をつけます。そして，その自信が新たな課題や活動への意欲を喚起し，着実な成長への道を歩みます。

● 梅永雄二：早稲田大学教授，日本での TEACCH プログラムのけん引者。著書に『自閉症の人のライフサポート―TEACCH プログラムに学ぶ』（編著，福村出版）『発達障害の人の「就労支援」がわかる本』（監修，講談社）他多数。

■ 出典　（株）アスム療育・研修センター講演会「自閉症スペクトラム障がいのある人たちと共に生きるために」セミナーA 資料（2016）p.4

13）モデルを示す：モデリング，見本の提示とも言う。子どもに新しいスキルを教える時のプロンプトの1つで，習得してほしい活動を，支援者が具体的に実演して見せること。

14）プロンプト：prompt。手伝ったり，手助けをしたりして目的の行動ができるように促すこと。プロンプトには言語指示，ジェスチャー，見本の提示（モデリング），手添え，身体的介助などがある。

34

的確に評価するために，もっとも効果的な方策は，さまざまな評価アプローチを組み合わせて，それらを統合すること

中山清司

「評価なくして支援なし」と言われるように，的確な評価は適切な支援に欠くことのできないものです。アセスメント（評価）と言うと，計画的につくられた質問事項や質問法があらかじめ決められているフォーマルな評価を頭に浮かべてしまいます。しかし療育や支援現場において，検査者や検査器具，検査場所，時間の確保等，様々な事情で，すぐにフォーマルな検査ができるという環境設定はなかなかできないものです。

中山氏は様々な評価アプローチを組み合わせて統合すること，つまりフォーマルな評価もインフォーマルな評価も組み合わせて，使うことが大事だと言っています。フォーマルな評価1つだけで，その子の能力や行動の全てを把握できるものではありません。その検査時の身体的，心理的状態によっては本来の能力や行動が反映されなかったかもしれません。また，子どもによっては別の検査も併せて行ったほうがよい場合もたくさんあります。

親や教師の中には，フォーマルな評価，特に知能検査の結果の数字にとてもこだわる人がいます。これはとても危険なことです。フォーマルな評価をインフォーマルな評価より上位と考えてしまうのです。確かにフォーマルな評価は結果が数字やグラフで表記されるので，科学的根拠があると考えられる評価です。しかしそれが全てではありません。

インフォーマルな評価は主観的で客観性に欠ける，ととらえられがちですが，実際の支援に生かせる評価として，インフォーマルな評価はフォーマルな評価と同様に価値のある評価です。

　インフォーマルな評価には，日常の観察の他に過去の記録，サポートブック[15]，アンケート，特性シート，課題分析[16]など様々なものがあります。これらは実際に支援する上で欠かせない貴重なものです。特に流れのある行動を1対1で教える場合に，時系列に沿って行動単位に分解して，一つひとつを評価していく課題分析は，誰でも納得できる評価法です。また自立課題を考えるために子どもと1対1で新しい支援課題を試してみるのも簡単にできるアセスメントです。

　このように，これから何をどのように支援するかを検討する際，必要な様々な評価を集め，それらを組み合わせて，支援に生かす，これが的確な評価につながるのだと思います。

●**中山清司**：自閉症eサービス全国ネット代表，合同会社オフィスボン代表。日本でのTEACCHプログラムの普及に努める。自閉症カンファレンスNIPPONの実行委員，自閉症LABOスペシャリスト。

■出典　Schale（シャーレ）おおまち「自閉症支援者養成トレーニングセミナー」資料（2011）

---

15) サポートブック：発達障害の人が，いつでもだれからでも同じ支援を受け，安心して社会生活を送れるようにするための支援ツール。親が支援の際に必ず知っておいてほしい本人の特性など，必要な個人情報を記入した冊子。新しい支援者に出会うたびに提示する。

16) 課題分析：着替えや料理など，いくつもの行動がつながってできている活動を，時系列に沿って小さな行動単位に分け，この行動一つひとつを〇△×や5〜1などで評価すること。また，この評価法によってチェックし，プロンプトを少しずつ減らし（フェイドアウト），行動単位一つひとつをスキルアップして，全体を流れのある活動にできるようにし，活動が自立的になるようにする手立て。

降ってわいたようなThanksgiving day

　2010年，私はTEACCHを学ぶために，ノースカロライナ州のローリー市近郊にあるミルブルック高校にスクールインターンとして3ヵ月滞在していました。11月23日はアメリカの大きな祝日であるサンクスギビングデー，感謝祭です。日本で言えばお正月のようなもので，多くの人が自分の故郷に戻って，休暇を楽しむ休日です。

　私のホームステイ先のバロン家は，実家のある隣のサウスカロライナ州で3泊4日を過ごす予定です。私も一緒に行こうにと誘われましたが，めったにない長期の休日だから，ローリーの歴史的建造物を見て回ろうと，市内のホテルに滞在して1人でホリデーを過ごすことにしました。そこでバロンはアメリカのサンクスギビングデーを体験してはしいと考え，友人宅の夕食会へ私を招待してもらえるよう，手配をしてくれました。

　初めに，この4日間をどう過ごそうかと思案しながら，市内のバス路線はどうなっているのかと，近くのバスターミナルに出掛けました。ところが，ターミナル内のバスの多くはホリデーのため運休で，広いターミナル内にほとんど人がいませんでした。前日あんなに人が集まって，バス乗り場に列をなしていたのに……。

　ふとメインの建物の隣を見ると，数人の人たちが一列に並んでいました。そこで一体何事だろうと，近付きました。すると「Happy Thanksgiving day！」と，優しそうな人たちから声を掛けられ，大きなポリ袋を手渡されました。私は「No, No, I'm not ……」と言いながらも，手はしっかりポリ袋を受け取っていたのです。それは弁当の差し入れでした。改めて周りの状況を見てみると，教会のボランティアの人たちが，自宅でサンクスギビングデーを祝うことができないホームレ

スの人たちへ弁当を配っていたのです。

　確かに，教会の人から見たら，私はよれよれズボンに古いジャンパー，そして色あせたリュックを背負った小柄な東洋人。どう見たってホームレス……。

　せっかくもらったのだから「ま，いいか！」と思い「サンキュー」と言って，いただいてホテルに戻りました。生来食いしん坊の私。食べ物への鋭い勘が働いて，バスターミナルへ吸い寄せられ，自然と手が出たのかもしれません。ラッキーでした！

　わくわくしながらホテルに帰ってポリ袋を開けたら，見たこともないようなものすごく大きなフードパック。ふたを開けると，大きなローストターキー，クランベリーソース，そしてマッシュポテト，サラダにパンと中身がどっさり！　早速味見をしてみると，うまい！

　しかしその日の夕食は招待先でごちそうになるので，すぐに食べるのはやめ，我慢，我慢です。もちろん，その晩はバロンの友人宅で，楽しいおしゃべりに，本物のサンクスギビングデーの豪華な食事の数々。一つひとつ十分に味わい，とても楽しい特別な晩餐会を体験することができました。

　翌日の朝と昼は，教会のボランティアからいただいた残りの弁当を食べました。次の日でも弁当の味はほとんど変わらず，おいしく食べることができました。

　思い起こせば地元仙台で，教会に通っている友人に頼まれて，ホームレスの人に渡すグッズとして，今までホテルの宿泊時にストックしていた未使用の歯ブラシやカミソリ，新しいタオルなどを，教会に寄付したことが数回ありました。場所は日本とアメリカと違っていますが，鶴の恩返しではないけれど，ホームレスの恩返しなのかな？　と思ったりしました。そしてこの降ってわいた贈り物，日米のホームレス（？）をつないでくれた神に感謝！　です。

　Happy Thanksgiving day！

　ワークシステムで行う自立課題を準備する時，具体的で視覚的な手がかり（視覚的整理，視覚的明瞭化，視覚的指示）を課題そのものに組み込む方法。

１．視覚的整理

〈色ボールペンの組み立て〉

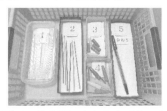

〈顔の表情と文字のマッチング〉

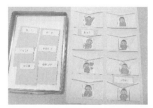

・材料は，使う順に左から右（1〜4）に並べておく。組み立ては，1の中軸を取って，2の軸を差し込み，2と同色の3の後軸と4のキャップを付ける。完成したボールペンを5の箱に入れて終わり。

・表情の絵が貼られたポケットが整然と並べられている。「たのしい」「こわい」などカードの文字を読んで，それを表す絵とマッチングさせ，ポケットにカードを入れる。（ファイリングタスク）

２．視覚的明瞭化

〈2色木片の棒刺し〉

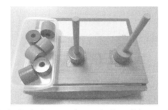

〈洗濯バサミで挟む〉

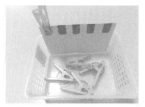

・赤色と水色の2色の木片が刺してある棒が並んでいる。ひと目見ただけで何をするのかが分かる。また教材が全て固定され安定している。

・洗濯バサミを挟む位置は青色ではっきり印がついているので，どこに挟めばいいか明瞭で，安心して取り組める。

３．視覚的指示

〈ひらがなのマッチング〉

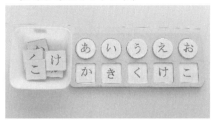

〈ビーズ通し〉

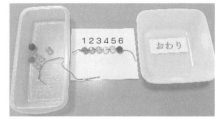

・ひらがなの木片カードを入れる穴がはめ込み式になっていて，マッチングを明確に指示している。（カットアウトジグ）

・ビーズの実物見本（写真中央）を見て，左から右の順番（1〜6）でひもにビーズを通していく。（簡単な指示書）

第7章

支援者

　本来，支援者が100人いれば100人それぞれの支援者像があって
いいはずです。しかし，日本のTEACCHプログラムを牽引している講
師の先生方にお会いすると，みなさん一様に親しみやすく，誰にでも
丁寧に接してくれます。そこにTEACCHを学ぶ者として，何か共通し
ているものがあるような気がします。それが何なのかは分かりません
が，名言1で佐々木正美氏が伝えてくれている，エリク・エリクソン
の言葉のとおり「人間関係は，誰と誰の関係であっても，良い関係は必
ず，与える者と与えられる者は，等しい価値を持っている」（18ページ）
に違いありません。

　そこで，ここでは支援者のあなたへぜひ伝えたい貴重な言葉を紹介し
ます。

35

教室で一番うるさいのは，実は教師である

松平幸子

　教師の皆さん，この言葉にハッとしたでしょうか？　特別支援学校に
勤める松平氏が，自閉症の支援のための研究授業として，作業学習[1] の
自身の授業風景をビデオカメラで撮って，その振り返りをしていた時に
出た言葉です。

　おそらく，授業を行った松平氏は，いつものように明るく丁寧に，分
かりやすく，話し言葉を中心にして授業を進めていたのでしょう。授業
をしている教師本人は，一生懸命授業しているので，自分の姿が見えま
せん。そこで改めてビデオを見ることによって，生徒に次から次へと言
葉で説明し，指示と言葉のシャワーを掛けまくっている自分自身に気が
付いたのでしょう。

　ご存知のとおり，自閉症スペクトラムの人たちの学習スタイルとして，
一番始めに“視覚的に学ぶ”が，出てきます。生徒一人ひとりにとって，
話し言葉より視覚的に見せたほうがずっと分かりやすいものです。これ
は名言 28 の奥平綾子氏の言葉に「自閉症のダダにとって，音声の言葉
は『第 2 言語』」（82 ページ）とあるとおりです。その視覚的な提示と
必要な言葉掛け，このバランスが授業の分かりやすさを決めるのです。
言葉掛けが多すぎても，さほど困らないのは，子どもたちをほめる時く
らいでしょう。なぜならほめ言葉は誰にとっても嬉しいものですし，多
少ほめすぎてもさほど害にはなりません。

　松平氏は，この研究授業のトピックを学校の研究紀要にはっきり書い

---

1) 作業学習：主に特別支援学校で領域・教科を合わせた指導形態として中学部や
　高等部のカリキュラムとして設定される。主に木工，紙工芸，陶芸，織物，農業，
　園芸，手芸等の種目を学校独自に決めて行う。

ているので，本人にとっては，よほどショックな映像で，その後の教師人生に大きな影響を及ぼしたことでしょう。

学校でしばしば行われる指導主事訪問[2]などの研究授業で，教師の説明する言葉の量を指摘されることはほとんどありません。場の設定，指導内容，指導目標，授業展開，説明，発問，教材について十分に協議されますが，教師の説明のための話し言葉の量はほとんど話題に上ることはありません。したがって，このコメントは，自閉症の子どもの授業の進め方に関わるすごい問題提起だと思います。

そこで，この言葉を，自閉症の子どもが在籍する学級や学校，さらには幼稚園の先生や保育士の方にぜひとも紹介したいと思いました。

●**松平幸子**：宮城県立特別支援学校勤務。

■**出典**　『宮城県立角田養護学校中学部自主公開授業資料』（2007）

36
自閉症の私を苦しめているのは，無理解な，熱心な人である

自閉症の青年

自閉症や発達障害の支援に携わる人たちは，皆それぞれ自分の仕事に一生懸命に取り組んでいます。多くの人は自分の仕事に誇りと情熱を持

---

2) 指導主事訪問：指導主事は，都道府県や市町村の教育委員会の専門的教育職員で，学校教育を担当している。各学校を訪問して，研究授業の参観，教育課程や校内研究の充実・推進に関する指導助言を行う。

ち，努力の成果を楽しみに，励んでいます。ところが支援者の中には，支援の年数が長くなるにつれ，自分の支援力に自信を持ってきて，自分のやり方が正しいと固く信じこみ，自分の考えを絶対視し，自閉症本人の理解や納得を忘れ，熱心に無理やり指導する人がいます。

　自閉症の人の中には，支援者の指示があまりにも強烈で，かつ対応が一貫していると，納得できない指示でも，怖くて従ってしまう人が見られます。これは，いつも同じ人の同じ支援に従うという，パターン化された人間関係が定着してしまうからではないでしょうか？

　するとこの関係を体験した支援者は，他の支援者の指示は通らないが，自分の指示はいつでも通る，だから自分には支援力がある，と勘違いすることになります。このような支援者は，自分の信じている支援力，特に目力や言葉による強い指示で，どんどん自閉症の人を動かしていきます。それはいつでも自閉症本人の納得なしの支援です。

　これを経験してきた自閉症の青年が，熱心で支援力に自信を持っている支援者が一番自分を苦しめている，と言っているのです。このように無理解で熱心な支援者が，保育園，幼稚園，学校，生活介護や就労継続支援事業所等に，一定数いるようです。

　その熱心な人と一緒の職場で仕事をしている職員が，ついついその経験と支援力という魔法に引っ張られて追随している場合もあります。そのような場合，自閉症の人は，その支援者が怖いのでその人の言うとおりに行動しますが，内心は不安に満ちあふれています。ですからその葛藤がたまりにたまって，支援者が他の人に代わった時などに，一気に爆発してパニックを起こすというケースもあります。

　この青年は，続けて「無理解なら，熱心な人より，不熱心で何もしてくれない人のほうがよっぽどいい」と言っています。これが教育と福祉の進んだ日本の現状です。

　極端な話，無理解で，支援に不熱心な国に住む自閉症の人は，日本に

多く見られる強度行動障害[3]で苦しむような人は少ない，とも聞いています。ともかく，自閉症の人はよく理解され，よき理解者に恵まれなければ，自分の持っている強みを十分に発揮することができないのです。

■出典　「第 120 回国治研セミナー　TEACCH モデルの応用実践」（2006）
　　佐々木正美氏講義より

37

「どうして分からないの？」から「どうやったら分かってもらえるかな？」

AASEM

　自閉症の子どもへの指示がうまく伝わらないと，大人はつい「何で分からないの？」「どうしてできないの？」と子どもたちを責め立ててしまいます。たとえ責めなくても，「だめなものはだめだ！」「とにかくやってもらうよ！」「ここではこれをやるよ！」と言い，大人が正しいと思う行動を子どもに強制しがちです。

　私たちがごく普通に発する「〇〇して！」「〇〇したら□□して！」「みんなと同じにやって！」「やること分かっているだろう！」「何回同じこと言わせるの！」などのごく普通に使う言葉での指示は，自閉症の子ど

3）強度行動障害：精神科的な診断として定義される群とは異なり，直接的他害（噛みつき，頭突き等）や睡眠の乱れ，同一性の保持（ある特定の物や状況に対して異常な固執を示し，その状態を一定に保とうとする行動様式），自傷行為等が，通常考えられない頻度と形式で出現し，その養育環境では著しく処遇が困難であると，行動的に定義される一群。

もにとって，分かりづらいものです。子どもによっては，まるで分からない外国語に聞こえているのかもしれません。たとえ責め立てなくても，「何で分かってくれないの！」「困ったなー」と，その子ができないことを，全てその子のせいにしてはいないでしょうか？

　このような時，「どうして分からないの？」から「どうやったら分かってもらえるのかな？」という言葉は，180度の発想転換ではないでしょうか？　つまり，指示が分からないのは子どものせいではなく，支援者の指示の仕方が悪いのだと考えるのです。

　このように考えられるか，考えられないかは，とても大事なことです。TEACCHの構造化はここから始まるのでしょう。そして名言57でイギリスの保護者の「TEACCHは，自閉症の人が起こす不適応を，本人ではなく，周りにいる私たちが引き起こしているのだ，と考える」（150ページ）という言葉に通じるものでしょう。

　私たち大人は，どうやったら分かってもらえるのかな？　どういう手立てをすればいいのかな？　このような提示をしたら，納得してもらえるのかな？　というふうに，常に本人の立場に立って，謙虚に子どもたちに接していきたいものです。

■出典　「AASEM自閉症療育研修会TEACCHに学ぶ　富谷連続講座資料」
　　（2013）p.1

38

私たちは，この人たちの特性について，一度聞いてわかったつもりでも，次第に忘れていってしまうのです

佐々木正美

　これには続きがあります。「そしてイライラし，不愉快な思いをする
たびに，理解は失われていってしまうのです。だから繰り返さなければ
だめなのです。」

　今の時代は，障害特性に基づいた支援は基本中の基本と，誰でも知っ
ていて，個別の支援計画に沿って対象児の情報を特性シートや個人情報
シートなどにまとめて，その子の全体像を把握しています。もちろん始
めはそれらに目を通して支援を開始します。

　しかし毎日支援を繰り返し，毎日の療育・支援に流され，いつしかそ
の子の特性に戻ることなく月日が流れていきます。特に学校の新年度は
環境が変わることが多く，落ち着かない子どもを，どのようにして落ち
着かせるか，このことで忙しく数ヵ月が流れます。

　そうしているうちに年度末がやってきます。その頃には子どものほう
が，教師と周りの環境に慣れ，ずいぶんと落ち着いてきたように見えま
す。年度始めと終わりを比較して，教師は子どもが成長したと評価しま
す。

　次年度，また環境（人的環境も含めて）が変わるので，4月，5月に
荒れ始め，次の担任教師は落ち着かない子どもを担当したと，その子に
低い評価を与えます。同じように繰り返し，年度末には，ずいぶん落ち
着き，成長したと評価します。

　毎年この繰り返しで，ついついその子の特性を振り返ることを忘れて
しまいます。療育や教育，福祉など毎日通って来る現場では，その子の
特性を経験的に分かったつもりでいても，いつの間にかその子の特性を
忘れてしまいがちです。

　それを防ぐには，新年度が始まる前からその子の特性を繰り返し確認
し，学年始めには前年と共通した構造化を行い，同じ支援ツールを使い
ます。そして定期的に自閉症の特性理解と支援の基礎を学びます。その
間も，その子の特性の確認と構造化を見直し，そしてまた自閉症につい

て学びます。これを繰り返します。こういったことが，その子の本当の理解となるのでしょう。

■出典　佐々木正美『アスペルガーを生きる子どもたちへ』日本評論社（2011）p.7

39

研修にお金をかける。給料の5％を充てる覚悟で！

山口裕之

　以前，特別支援学校の同僚だった山口裕之氏が，このようなことを言っていました。彼は ABA や TEACCH，そして MAP[4]（みやぎアドベンチャープログラム）を深く学び，ネットで最先端の情報を収集しながら授業を実践し，全国に発信し続ける教師です。この言葉を聞いた時，私は大きな衝撃を受けました。給料の5％？　すると新米教師なら9000円，中堅教師なら12000 〜 13000円，ベテラン教師なら15000円以上か……。

　本の購入と有料の研修会への参加費を研修費と考えると，毎月毎月これほどのお金を充てるのか？　これまでの私は，ずいぶん長く教師をやってきて，いったい何％使ってきたのだろう？

　特別支援学校の教師はその道の専門家として，子どもたちとその家族

---

4) MAP：Miyagi Adventure Program の略。宮城県教育委員会が取り組んでいる，豊かな人間関係，充実した学校生活を目的とした教育手法。課題解決型体験学習の1つである PA（プロジェクトアドベンチャー：アドベンチャー体験から学ぶアクティブラーニングプログラム）の考えや手法を取り入れている。

に期待されています。教師は子どもの教育に携わって得ている給料を，子どもたちに十分還元しているでしょうか？　子どもたちに直接，間接に還元できるよう，専門書，教育書を買って読んでいるでしょうか？　一流の講師の研修会にお金を出して参加しているでしょうか？　一般教養を高めるための勉強をしているでしょうか？　そして子ども一人ひとりに最高の教育を提供しているでしょうか？　と，自分自身に問いかけることが大切だと，言っているのでしょう。

　特別支援学校の教師によっては，「私は元々小学校の教師だから」「私は中学校の理科の教師だから」「私は高校の体育の教師だから」とか言って，特別支援教育の専門から逃げたりはしていないでしょうか？

　もちろん教育の成果は，数字で表せるようなものではありません。ただ子どもたちを毎日一生懸命に支援するにとどまらず，自分が深く学ぶと，より一層その子の姿（特性）が見えてきて，支援の手掛かりを見つけることができます。さらに基礎的な研修や実践的な研修を積んでいくと，その子の特性に合った最適な支援が見えてきて，その子にふさわしい具体的な支援ができるようになります。そうなると，子どもは自立的に活動し始め，生き生きとしてきます。

　後で山口氏と連絡をとったところ，この言葉は以前どこかで学んだ言葉であって，自分自身の言葉ではない，と伝えられました。それでも私にとってはこの言葉は山口氏から教えられた言葉なので，ここでは彼の名前を使わせていただきました。

　ところで皆さん，給料の何％を本と研修に充てていますか？

●山口裕之：宮城県立高等学校勤務。

40
少数派の誇り

加藤潔

　加藤氏が著書『発達が気になる子のステキを伸ばす「ことばがけ」』（明石書店）で述べている少数派とは，発達障害の人たちの割合は，せいぜい 10％程度なので彼らは少数派，したがってその少数派を支援する私たちも，世の中での少数派ということです。著書ではこの少数派について言及しています。

　加藤氏には申し訳ありませんが，私は次のように自分勝手に解釈して，「少数派の誇り」を座右の銘にしています。それは自閉症の支援にのめりこみ，常に自閉症についての学びを続けながら，その子の特性を徹底的に追求し，最高の支援を導き出そうと，自閉症にこだわり続ける少数派のことです。すると旧来の知的障害の支援の方法で，周りの人に合わせてごく普通に仕事をしている人たちが多数派ということになるのでしょう。

　いつでも「少数派」と名の付くものは，周りから浮いてしまいます。多数派の支援者からは，何でそんなに研修，研修とうるさく言うの？　そんな時間はないよ！　支援の対象は自閉症以外の人もいっぱいいるのだから。今までのやり方で問題ないよ。このような感じのことを言われて，なかなか自閉症支援への賛同が得られず，職場では悶々としている人が多いのではないでしょうか？　職場の中の少数派，実に苦しい立場で，自分自身に自信が持てなくなることもあります。

　しかし TEACCH の研修会に参加すると，同じ思いを持っている人がいる，自閉症支援の核心を確認できる，自分の進もうとしている方向は間違っていない，と改めて実感することができます。そんな時，たとえ多数派の仲間からは理解が得られなくても，自分は自閉症支援の最高の

ものを目指しているのだ，と自信を復活させることができます。少数派の自分を誇らしく感じることができます。

　少数派のさらなる役割として，加藤氏は著書の中でこのように言っています。「でも，多数派の方々に伝えるためにスキルを磨かなければなりません。なぜなら，それを職業としている以上，経験や実力に関係なく専門家と呼ばれてしまう仕事ですから……。」これもまたなんて深い言葉なのでしょう。少数派はどんな自閉症の人にも分かりやすい支援を模索するだけでなく，他の支援者にこれを伝えるスキルも磨かなければならないのですから，これはとても難しいことで，やるべきことがまだまだ続きます。

●加藤潔：（福）はるにれの里自閉症者地域生活支援センターなないろ所長。宮城県には 2007 年から継続して研修会講師として来県。著書に『発達が気になる子の「ステキ」を伸ばすかかわり方』（明石書店）など。

■出典　加藤潔『発達が気になる子のステキを伸ばす「ことばがけ」』明石書店（2017）p.142

41

むずかしいことをやさしく　やさしいことをふかく　ふかいことをゆかいに　ゆかいなことをまじめに……書くこと
井上ひさし

　この言葉は文章を書く時の心得として，作家井上ひさし氏の有名な言葉です。これは文章を書くことに限定せず，人にものを教える時にも参考になる言葉だと思い，ここに挙げさせていただきました。

劇作家，放送作家でもあった井上氏は，私の住んでいる仙台に縁の深い方です。井上氏は中学，高校の頃，光が丘天使園という養護施設で過ごしたそうです。その施設は我が家から徒歩で20分という近さです。

　さらに井上氏は仙台市文学館の初代館長をしていたので，当時何回か直接講演を聴く機会があり，文学館でたくさんの著書に接する機会もありました。その中で私が夢中になって読んだ本は『四千万歩の男』（講談社）という江戸時代，日本全国を測量して歩いた伊能忠敬を題材にした時代小説です。忠敬の主な測量器具は自分の足で，歩幅を一定にして歩き，その歩数で距離を測る歩測でした。この本の書き出しにとてもゆかいな描写が出てきますので，長くなりますが引用させていただきます。

　「忠敬は五十六歳の隠居老人とはとても思われぬしっかりとした足どりで西詰へ向って歩いて行く。

　六，七間先に犬の糞が落ちているのが見えた。だが，傍へよけることはできない。よけたのでは歩数がふえてしまう。ではぽんと飛び越えることは？　それもできない。『二歩で一間』という物指しをこっちから狂わせるようなものである。

　『あの上へどちらの足も落ちねばよいが……』

　祈りながら近づいたが，祈ったりすると物事はとかく悪い目へ傾くようで，忠敬の左足は犬の糞の真上を踏んだ。雪踏（せった）がわずかにぬるりと滑り，白足袋の踵（かかと）に汚物が付着したようだった。

　『……九十八，九十九，百。やれやれ』

　切りのいいところで立ちどまり，懐紙を一枚抜き，そっとしゃがみ込む。」

　このように井上氏の多くの著書には，実にゆかいな言葉が次から次と出てきます。

　これを自閉症の研修会の講師という立場に，置き換えてみたらどうでしょう。いろいろな障害がある中で，自閉症とは何か，を伝えることは

とても難しいものです。この難しい自閉症の世界，自閉症の文化，自閉症の特性を，支援者や家族にどのように伝えるか，私たちは研修会の参加対象者を見ながら，丁寧に，分かりやすく，やさしく伝えなければなりません。その時，講師が自閉症を深く学んでいればいるほど，やさしく伝えることができるはずです。

そこで「むずかしいことをやさしく，やさしいことをふかく」の所までは，研修会での講師を頼まれる我々には，必須の要件でしょう。

この言葉はさらに「ふかいことはゆかいに」と続きます。難しいこと，深いことをゆかいにというのが，井上氏の専売特許です。すごい付加価値が付きます。

私たち，ティーチみやぎやみやぎスクエアサポートのスタッフたちが，長年師匠と慕うのは札幌の加藤潔氏です。加藤氏の講演は終始笑いが絶えません。まさに「むずかしいことをやさしく，やさしいことをふかく，ふかいことをゆかいに，ゆかいなことをまじめに書くこと」，この井上氏の言葉を地でいったような方です。

もちろんこれは誰にでもできることではありません。ただ研修会の講師を依頼された方は，この井上氏の言葉を心に刻み，自分なりの講演のあり方を吟味したいものです。

●井上ひさし（1934 ～ 2010）：小説家，劇作家，放送作家。山形県川西町出身，初代の仙台文学館館長。著書に『手鎖心中』（文藝春秋）『父と暮せば』（新潮社）『吉里吉里人』（新潮社）他多数。

■出典　井上麻矢『夜中の電話　父・井上ひさし最後の言葉』集英社インターナショナル（2015）p.55

42

コンサルタントとしては（中略）それからもう一つ大事なことは，「知りません」「わかりません」と言うことを恐れないことです

ジャック・ウォール

　この言葉の続きは，「それについては誰か知っている人がいるわけです。だから私にはわかりませんが，知っている人を探しましょう。一緒に解決方法を探しましょう」とあります。これは名言 59 のゲーリー・メジボフ氏が述べた「パニックを起こしたら，世界中の権威も何もできない。ただし，パニックを起こさないようにすることはできる」（153 ページ）という言葉と同様に，とても謙虚な言葉です。本場の TEACCH をけん引する立場の人たちは，誰もがこうも謙虚なのです。

　相談員，指導主事，スーパーバイザー[5]，コンサルタント[6] など指導的な立場にある人の中には，往々にして立場上，専門家としてのプライドで，「知りません」「分かりません」を言うことをタブーとしている人たちがいます。実際に私もそのような専門家に出会ったことがあります。

　さらにそういった専門家を育成する研修会の講師が，研修会の中で，「分かりません」という言葉は使用しないようにと，教えているという話も聞きました。このことは，専門家はあくまでも教えるという権威を

5）　スーパーバイザー：職場において人材育成を図るため，現任教育や専門研修を行う，また支援者の課題や支援チームにアドバイスしたり，メンタル面をフォローしたりする人。

6）　コンサルタント：スタッフの研修や協働を行うため，学校，保育園，幼稚園，福祉事業所等（コンサルティー）の依頼を受けて，コンサルテーション事業所から派遣された人。支援の問題点を明らかにし，支援の開発・計画を進め，コンサルティーがチームとして問題点を改善できるよう，スタッフを支援する人。

持った立場であるという，考え方によるのでしょう。これは TEACCH
の理念の 1 つ「親は協働療育者である」とは全く正反対の考え方です。

　前述したように私たちに本物の TEACCH を教えてくれる日本の専門
家の先生方は，皆さん，実に謙虚です。

■出典　ジャック・ウォール，服巻智子『ジャック・ウォール博士のコンサ
　ルテーションの極意！』ASD ヴィレッジ出版（2010）p.78

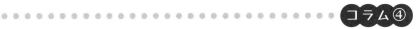

啐啄同時
そったくどう じ

　私が特別支援学校で教師をしていた頃のことです。小学部 4 年生を T
先生と 2 人で担当することになりました。その時，T 先生は自閉症の支
援について悩んでいて，納得のいく自閉症支援を学びたいと思っていま
した。先生は一緒に仕事をしている私に，クラスの子どもについて，毎
日質問を浴びせてきました。ほんの少しでも時間があると，子どもたち
や自閉症について，根掘り葉掘り聞いてくるのでした。

　ちょうどその頃，宮城県中央地域子どもセンターが主催し，TEACCH
仲間である AASEM の臨床心理士さんが講師を務める実践セミナーが予
定されていたので，T 先生に参加するよう勧めたところ，意気揚々と出
かけていきました。そしてその研修会から戻るや，早速クラスの自閉症
の O さんのための構造化を始めました。

　T 先生が子どもの特性を見ながら教材をどんどん作り始めると，O さ
んが目に見えて生き生きと自立的に活動するようになりました。すると

T先生は自宅に帰ってからも子どもたちの教材を作るようになり，時には朝4時起きまでして教材を作るようになっていきました。まさに水を得た魚，T先生はTEACCHをどんどん学び，1年後には頼もしい先生になりました。

　これがまさに禅の教えにある「啐啄同時」ということではないでしょうか。「啐」とは，今まさに生まれ出ようとひな鳥が内側から懸命に殻をつつく様子。「啄」とは，ひな鳥の様子を察した親鳥が外側から殻をつつく様子。「啐啄同時」とは，この2つの動きが同時に起こることを指しています。つまり，この場面では，生まれ出ようとするもの（T先生）とそれを手助けするもの（私や臨床心理士のグループ）ではないでしょうか。

　T先生はさらに東京の研修会に行ってTEACCHを学び，実践を積み，多くの自閉症の児童生徒や保護者，そして先生方から大いに頼りにされる存在になっていきました。その後，まだ学び足りないと，福島大学の大学院の夜間講座で科目履修生として，自閉症について深く学び，TEACCHについての新しい知見を私たちに伝えてくれるなど，かけがえのない仲間になりました。

第8章

● ● ● ● ● ● ● ● ● ● ●

自閉症スペク
トラムの支援

　「障害の中で自閉症スペクトラムほど支援の難しいものはない」と，よく言われますが，確かに知的障害の人を上手に支援できる人でも，自閉症スペクトラムになると，難しい！　と言って嘆いています。反対に，自閉症スペクトラムの支援ができると，ダウン症，知的障害，その他の障害，さらに通常学級のユニバーサルデザインの教育もできるようです。

　これは自閉症のための TEACCH プログラムが，徹底的に一人ひとりの特性を把握することから始まり，特性に基づいた構造化を個別化（オーダーメイド）して行うからだと思います。つまり構造化に子どもを合わせて支援するのではなく，構造化を子どもに合わせるからなのでしょう。

　そこで，ここでは支援の技術ではなく，支援の基本的な考え方をしっかり伝えているプロフェショナルの言葉を紹介します。

43

毎日の取り組みの中で，適切なルーティンを形成する

中山清司

　2015年のラグビーワールドカップで五郎丸歩選手がゴールキックを蹴る前に行った一連の動作がルーティンとして有名になって，誰でもこの言葉の意味が理解できるようになりました。

　生活の中のルーティンとは，家に帰ったら靴を脱いで靴をそろえる，手を洗う，うがいをする，お風呂から上がったら体を拭いて着替える，など毎回変わらない，良い習慣のことを言います。実際，生活の多くはルーティンで成り立っています。

　ただし，自閉症スペクトラムの人は，実行機能がうまく働かないため，毎日の日常動作を習得することが難しいのが実態です。大学を出た青年の中にも，着替え，歯みがきや外出する準備の流れなどごく簡単な日常動作ができなくて，苦しんでいる人がいます。難しい学問が理解できるのに，会社に行くため，家を出る前に着替えや靴下をはくという簡単なことでつまずくのです。

　一日の適切なルーティンができあがると，その日の生活の骨格ができます。このルーティンにその日の予定が加わると，一日の流れができあがります。予定の前に，適切なルーティンが安定していないと，生活の骨組みが崩れてしまいます。

　確かにTEACCHには時間の流れを知らせるスケジュールという構造化があります。これは安定した生活に欠かせないものですが，生活全てをスケジュールで進めることはできません。したがって，適切なルーティンの存在が必要です。

　自閉症の子に幼児期から毎日適切なルーティンを教え続けるということは，とても難しく，厳しい道のりです。それでもできるようになる日

を楽しみにして，必要なところは介助し，他のプロンプトも与えながら，少しずつ介助とプロンプトを外していき，大人になっても通用するルーティンを教え続けることが大切です。

一方，多くの自閉症の人は一度身に付けたルーティンはしっかり守り続けるという強みを持っているので，毎日の生活で必要なルーティンは，あせらず丁寧に教え続けなければなりません。

なおルーティンによく似た言葉にパターンがあります。これは生活の中で，活動内容，場所，時間，対応する人がいつも同じことによって起こる行動様式です。このパターン化された行動にはまると，いつしかこだわりになってしまい，なかなか柔軟に日課を行うことが難しくなってきます。これらをスケジュールやワークシステムのようなシステムにのせて，"変更"という形で場所，時間や人が変わっても活動できるよう，柔軟な対応を身に付けてもらいたいものです。

毎日の生活を，適切なルーティンとスケジュールで見通しを持って，安心して送りたいものです。

■出典　自閉症eサービス仙台研修会「ライフスキル」資料（2018）p.7

44

この（自閉症の──鈴木久一郎・注）**重症性と複合性に対応するための療育は，その複合性や重症性に勝るほどに包括的なプログラムでなければならず……**

佐々木正美

自閉症の症状は，千差万別です。一人ひとりの知的発達は，知的障害

の有り（重度〜軽度）無し，そしてギフテッドまで様々です。また自閉症の重症（スペクトラムが濃い），軽症（スペクトラムが薄い）も人それぞれです。

それらに，共通する特性として，①社会的コミュニケーションおよび相互関係の障害，②限定された反復する様式の行動，興味・活動の2徴候に，知覚異常を加えたものが中心です。

さらに，想像力，認知・記憶，アテンション（126ページ，注8)参照），運動・姿勢等の特徴も加わって，複合的です。また自閉症の人はパニック，攻撃や自傷などの様々な不適切な行動やこだわり，反復運動，奇声，儀式的行動など風変わりな行動が多々見られ，他の障害よりもはるかに複雑で周りの人は理解に苦しみます。

したがって，一人ひとりへの対応は，何々療法という1つだけの単純な指導法だけでは対応しきれません。そのような時，高齢者介護で「地域包括支援センター[1)]」という名称で定着している，包括という言葉が適切だと思います。

TEACCHでいう包括的なプログラムとは，自閉症に関する全てのことをまとめた支援を行うプログラムということです。それは乳幼児期から老年期まで一生を通して行う縦の支援と，地域で支援に携わっている関係者の協働という横の支援を紡いで，自閉症の人の人生全般を支援するということなのです。

さらにTEACCHは，自閉症についての基礎研究とエビデンスベースの研究，そしてABA（応用行動分析）や感覚統合法[2)]，PECS（ペクス）

---

1) 地域包括支援センター：地域に暮らす高齢者の介護・医療・福祉・健康をサポートする総合相談窓口。

2) 感覚統合法：発達障害の子どものリハビリテーションの1つ。子どもの適切な行動や発達を促すため，身体を動かすことで，前庭感覚，固有感覚，触覚などの感覚情報を適切に処理し，体と心を統合できるようにする療法。

やソーシャルストーリーズ³⁾など，実績のある研究，療法を取り入れな
がら，常に進化している包括的なプログラムなのです。

■出典　佐々木正美『自閉症児のための TEACCH ハンドブック』学研（2008）
　　　　p.37

45

**「困り感」が急激に増すこのポイントは，固定的なもので
はない。時代や文化の違い，あるいは周りの人たちや社会
の許容力によって，大きく変動する**

佐藤暁

　佐藤暁氏は「困り感」という言葉を，「嫌な思いや苦しい思いをしな
がらも，それを自分だけでは解決できず，どうしてよいか分からない状
態にある時，本人自身が抱く感覚である」と定義しています。

　この言葉を初めて知った時は，本当に驚きました。今までは支援者の
立場から困り感という言葉は使っても，子どもの立場から使うことはあ
りませんでした。子どもの困り感は，取り巻く環境によって全然違って
くるので，自閉症スペクトラムという診断がない時代や，診断がほとん
ど浸透していない文化圏では，顕著に現れることが少なかったであろう

---

3) ソーシャルストーリーズ：アメリカのキャロル・グレイが ASD の子どものため
　に確立した社会的なルールを教える視覚支援の方法。子どもにふさわしい行動，
　物事のとらえ方，一般的な対応の仕方や場に応じた考え方を，特別に定義された
　スタイルと文型によって説明する指導法。大人の自閉症スペクトラムの人には，
　3人称で書くソーシャルアーティクルが普及している。

と想像できます。おそらく一昔前の日本もそうだったのでしょう。

　さて，説明を簡潔にするため，困り感が強い人が黒，困り感がある人をグレー[4]，困り感が少ない人を白とします。グレーの子が自閉症の子どもに配慮のない学校に行くと，ずいぶん黒く見え，困り感が強く出ます。反対に同じ子が，自閉症の子どもに配慮した学校に行くと，グレーがやわらぎ，薄くなり，困り感がずいぶん減ってきます。そのことから，子どもを取り巻く環境（学校，保育園など）のもつ自閉症への理解と許容力の程度がいかにその子の生きやすさを左右するかが分かります。これは大変大きな問題です。

　ところが学校や保育園，幼稚園の現場では，自閉症の子どもへの支援を，日々一生懸命頑張ってはいるのですが，その子が安心して通える環境を整えているか，合理的配慮をしているかを，振り返る暇もなく，その日その日，そして担当する1年が終わってしまうことが多いのではないでしょうか。また学級担任，あるいは特別支援教育コーディネーター[5]，教頭が替わるだけでも，子どもや保護者への対応が大きく変わる学校もあります。ですから，保護者にとっては，学校の教師の異動が一番気になるできごとです。したがって，今叫ばれている障害者差別解消法[6]

---

4) グレー：グレーゾーンとも言う。現時点で自閉症スペクトラムやADHDなどの発達障害という診断はつかないが，定型発達の子どもたちとはどこか違う，育てづらい，発達が気になる子どものこと。

5) 特別支援教育コーディネーター：子どもの障害に対する教職員の理解を高め，一人ひとりの子どものニーズに応じた教育を実施するために，関係学校圏内の中心となって，校内研修の企画・運営や教育相談の窓口の役割を担う教師。

6) 障害者差別解消法：2013年に制定された法律。全ての国民が，障害の有無によって分け隔てなく，相互に人格と個性を尊重し合いながら，共生する社会の実現に向け，障害を理由とする差別の解消を推進する目的で作られた法律。

による合理的配慮[7]がなされているか，あるいは，少数派のみならず多数派にもやさしいユニバーサルデザインが学校に導入されているかが，困り感を持つ子どもたちにとって重要なことになります。

■出典　佐藤暁『自閉症児の困り感に寄り添う支援』学研（2007）p.17

46

自閉症の共通した特性から，その子の特性を拾うことができる

AASEM

　最近はどこへ行っても，自閉症スペクトラムの子には特性に配慮して，療育，教育，支援すべきであるということが，当たり前のように言われています。しかし，その子の特性を把握するということは，支援者のみならず，親にとってもなかなか難しいものです。今までのような，何々ができる，何々ができないという，できる，できないという評価の発想からはなかなか離れることができず適切な支援につながりません。

　このような時，自閉症の人に共通する特性の基本を学んでいくと，この特性はこの子には当てはまる，この特性は当てはまらない，などと特性の断面が一つひとつ明らかになってきます。自閉症の子どもたちの特性は千差万別ですが，自閉症の共通した特性を繰り返し学んでいくと，

7）合理的配慮：障害者差別解消法や改正障害者雇用促進法において，提供義務が課された配慮。障害のある人が障害のない人と平等に人権を享受し行使できるよう，一人ひとりの特徴や場面に応じて発生する障害・困難さを取り除くため，環境を調整，変更すること。

自分の子どもに当てはまる特性を見つけることができ，それを適切な言葉で表現できるようになります。これらを私たちが使っている特性の7つの窓（①コミュニケーションの特徴，②社会性の特徴，③興味・関心（想像力を含む）の特徴，④感覚の特徴，⑤認知・記憶の特徴，⑥アテンション[8]の特徴，⑦運動・姿勢）に仕分けして書いていくと，特性シート（59ページ）ができあがります。

これを保護者と話し合いながら，あるいはビデオで子どもの様子を見ながら仲間と話し合って記入していくと，その子についてぼんやり把握していたことが，明確になってきます。この特性シートを使うと，ただ特性をまとめただけにとどまりません。この子どもをどう支援していこうか，こういう特性があるからこういう支援がふさわしいかな，などと想像することができるようになります。特性シートを確認し合うことで，その子の全体像を把握することができます。

このように，自閉症の人に共通する特性（7つの窓）から拾うことができたその子の特性が，支援につながる確かな根拠となるのです。

■出典　AASEM 自閉症療育研修会（2015）講義より

---

8) アテンション：注意の向け方，注意集中の方向，注意のレベルや持続時間，フォーカスの狭さ，視野の広狭，転導性＊，三項関係＊＊など，注意や注目の全体をさす。

　＊転導性：別のことに注意を切り替える特性。転導性が高いと，すぐに自分の好きなものに興味が移ってしまう。

　＊＊三項関係：周囲にあるたくさんの刺激の中から，選択的にある特定のものに注目し，それを他者と共有すること。ジョイントアテンション，あるいは共同注意，共同注視とも言う。例えば，散歩している途中，母親がかわいい犬を見つけた時，「かわいいね」と言って近づく。この時，子どもは「かわいいね」と言っているお母さんと，お母さんが見ている犬の両方を見る。つまりお母さんが見ている犬を一緒に見て，共有している状況。

47

特性から離れなければアジャスト率が高い

加藤潔

　これは，（株）アスム療育・研修センター（以下，アスム）での自閉症を学ぶワークショップの際，加藤氏が模造紙に書いて私たちに説明した言葉の１つです。アスムではワークショップが終わって数年たっても，これを宝物のようにバックヤードに貼り付けて，日常の療育の学びの指針としています。

　私たちは療育現場で，ちょっと迷った時，あるいはミーティングの最中に，しばしばこの模造紙を見て，加藤氏の教えを振り返り，支援の基本を確認します。氏は「特性は支援のための根拠です」「ここを離れなければ，必ずその子にふさわしい支援が見えてきます」とよく言われました。このことを私たちは，療育の実践やコンサルテーションで実感します。まさにこの言葉は私たちアスムの合い言葉です。

　経験を積んでいろいろな支援を学んでいくと，多くの人は構造化に慣れ，再構造化にも慣れ，次から次へと新しいアイディアや工夫が湧き出てきて，まるでドラえもんの四次元ポケットを持っている感覚になります。このポケットからは支援グッズがすぐに，何でも出てきます。この面白さに酔いしれると，いつの間にか支援グッズを優先してしまうことがあります。

　特に支援の難しい子どもに出会った時，その子が起こす不適切な行動に振り回され，忙しさにまぎれ，その場その場の対応に追われてしまうこともあります。そのような時，ついその子の特性を置き去りにしてしまいます。

　だからこそ，何度も繰り返しその子の特性を確認し，この子はこういう特性を持っているから，再構造化はこうやってみよう，と基本に戻れ

ば，必ずその子にアジャスト（適合）できる支援の光が見えるようなります。私たちがどこででも見聞きしている，障害特性に応じた支援の本当の意味は，この「特性から離れなければアジャスト率が高い」という短い言葉ではないでしょうか？

■出典　（株）アスム療育・研修センター研修（2015）「自閉症支援加藤ゼミ実践編」板書より

48

自閉症児の教育に視点を置いたこの4年間で，学校が大きく変わりました。わかりやすさを追求していくことが，学校環境を大きく変えました

木村健一郎

　これは『北海道教育大学教育学部附属養護学校研究紀要第22号』のまえがきに校長の木村健一郎氏が書いた文の一部です。これは，2色刷りでイラストや写真も多く，全校で実践した研究について，内容が広く，深く，かつ具体的に分かりやすくまとめてあるので，私たち宮城県のTEACCH仲間にはとても魅力的な紀要でした。そこで，臨床心理士や地域の小学校の教師たちとの土曜日午後の自閉症の自主学習会で，これをテキストとして使わせていただきました。

　この紀要に紹介された研究は，4年間にわたって「自閉症児の最適な支援の在り方を探る」というテーマで，将来の豊かな充実した生活に向けて「くらし」「しごと」「よか」の課題を設定し，徹底して分かりやすさを追求したものです。

　知的障害の支援学校には知的障害，ダウン症，情緒障害，重度重複障害や自閉症など様々な障害を持った子どもたちが通っています。その中でも自閉症の子どもに焦点を当て，子どもたちの分かりやすさを追求したところがすごいと思います。自閉症の子どもに分かりやすい教育は，全ての子どもたちにも分かりやすい教育である，そしてそのことで学校が変わった，と述べています。

　私の経験から，今まで特別支援学校や特別支援学級で積み上げてきた知的障害のある子どもに分かりやすい教育が，自閉症の子どもに分かりやすい教育とは言えません。しかし自閉症の子どもに分かりやすい一人ひとりに合ったオーダーメイドの教育は，知的障害，ダウン症そして全ての子どもたちにも分かりやすい教育につながります。

　さらに言えば高齢者，あるいは誰にでも優しい支援だと思います。最近は各地で実践されているユニバーサルデザインの教育[9]にも大いに役に立っています。その具体例は，災害時の避難所のパーテーションやコロナ禍のソーシャルディスタンスの表示などの効用で証明されています。

　北海道教育大学附属養護学校は，約20年前に「自閉症児の最適な支援の在り方を探る」というテーマで，函館地域の自閉症センターや通園施設，小学校の教師たちと共同で研究を行い，大きな成果を上げました。そして私たち北海道以外の支援者にも大きな影響を与えました。これらの研究に携わった人たちは今も北海道で，自閉症の教育，福祉の分野のリーダーとして活躍され，北海道を自閉症支援の先進地に押し上げていることに，敬意を表したいと思います。

●木村健一郎：元北海道教育大学教育学部附属養護学校校長。

---

9) ユニバーサルデザインの教育：障害の有無，年齢，性別，人種にかかわらず，多様な人々が学びやすいように，学校環境，教室環境や授業の進め方を分かりやすくデザインする教育。

■出典　『北海道教育大学教育学部附属養護学校研究紀要第 22 号　理論編』
（2002）「まえがき」より

49

コミュニケーションブックには，100%本人が使いたいと思う言葉を載せないと使わない

奥平綾子

　絵や写真，文字を理解できる子どもには，よく 1 枚ずつめくれる小さなクリアファイルを使ったコミュニケーションブックを使います。そこには絵カード，写真カード，文字カードなどを入れておくわけです。

　コミュニケーションブックを使い始めた頃の私は，「トイレに行く」「わかりません」「おわりました」など，大人にとって必要なことを，カードにして使わせようとしました。しかし，それらは大人にとって都合のいいカードであって，子どもが自分から伝えたいカードではありません。これではいくらコミュニケーションブックの使い方を教えても，自分から喜んでコミュニケーションブックを持ち，要求したいカードのページを開き，それを指差して，伝えようとはしません。コミュニケーションブックの使い方は失敗に終わります。

　ある特別支援学校で，小学部 1 年生を担当していた時の例です。コミュニケーションブックには大好きなおもちゃ（極小の多数の球が透明筒に入っているジャラジャラと音のするおもちゃ）の写真だけを入れておき，休み時間にコミュニケーションブックを持たせると，自分で開いて写真を指差し，ジャラジャラおもちゃを私（コミュニケーションパー

トナー）へ要求してきました。この時，もう1人の担任にシャドー[10]役をやってもらいました。休み時間のたびにコミュニケーションブックを渡すと，そのつど子どもはカードを指差して私にジャラジャラおもちゃを要求することができました。その時は要求があったら3秒以内にすぐにおもちゃを渡しました。これを何度も繰り返すと，シャドー役の教師のプロンプトは必要なくなりました。こうして1枚の写真カード入りのコミュニケーションブックの利用が成功しました。そしてシャドー役の教師とコミュニケーションパートナー役の私とが役割を交代しても，同じように要求することができました。

　次に大好きな絵本の写真カードを入れて，同じように伝え方を教えました。今度は数回の練習で絵本を要求するようになり，いつの間にかコミュニケーションブックをジャージのポケットに入れて自分で携帯するようになりました。さらに3枚目のカードとしてトイレの写真カードを入れました。すると，そろそ

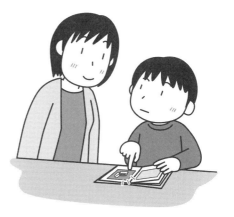

ろトイレの時間だろうと教師が判断した時に，コミュニケーションブックをめくるように軽く促すと，嫌がらないでコミュニケーションブックのトイレの写真を指差し，トイレに行けるようになりました。ようやく大人が願っていた，トイレをカードでも伝えることができるようになったのです。

---

10) シャドー：プロンプターとも言う。PECS などで，子どもにコミュニケーションの具体的表出方法を教える際，子どもが表出しようとする場面で，子どもの後ろ側にいて，タイミングよく適切なプロンプトを出す人。

「コミュニケーションブックには，100％本人が使いたいと思う言葉を載せないと使わない」この当たり前のことを，奥平氏から教えられ，自分で実践して納得することができました。以前の私は，この当たり前のことが，分からなかったのです。

■出典　奥平綾子『自閉症・発達障害の人と伝えあおう，わかりあおう—コミュニケーションメモ帳の使い方ガイド—』エスコアール出版部（2013）p.18

50

ダダ家の療育—合い言葉は，［視覚的］［具体的］［肯定的］

奥平綾子

　まず「合い言葉」という響きがいい。そして，この3つの合い言葉は，誰でも簡単に口ずさむことができます。とてもシンプルな単語で，語尾で韻を踏んでいて，自閉症支援の基本をきっちりとらえています。これは，支援をチームみんなで共有する時も，お母さん方が療育を始める時も，さらに支援や育児を振り返る時も，いつでも使える合い言葉です。

　「視覚的に伝えた？」「具体的に伝えた？」「肯定的に伝えた？」と，自分の支援を振り返ることができます。日常生活の中でも，言葉だけでなく視覚的に伝えたかな？　分かりやすく具体的に伝えたかな？　これをどう肯定的な言葉に置き換えることができるかな？　となります。なんと素敵な言葉でしょう！

　1番目の［視覚的］。私たちは生活の中で，話し言葉だけで伝えるこ

とのなんと多いことか。話し言葉はすぐに伝えることができる，何の準備もしなくて済む，こんな便利な表出コミュニケーションはありません。一方，視覚的に伝えるとなると，そうはいきません。コミュニケーションに時間差が生じる，準備に時間がかかる，子どもに合うよう工夫しなければならないなど，面倒なことが出てきます。

　ともあれ，自閉症の子どもにとって，話し言葉は第 2 言語。第 1 言語は視覚的なものです。何をおいても，私たちが視覚的に伝えることに慣れなければなりません。例えば，玄関で靴をそろえて並べてほしい時，靴を置く場所に足型を置けば，多くの子どもが足型の上に並べてくれるでしょう。もちろん，伝える時，何でも絵カードを見せればいい，というような乱暴な使い方ではなく，その子が本当に分かるもの，具体物（実物），ミニチュア，絵，写真，文字，文章いずれかを考えて使わなければなりません。

　2 番目の［具体的］。私たちは，日常的に，「ちゃんとして」「まじめに」「もう少し」など，分かりづらい抽象的な言葉を何気なく使っています。しかし，物事の意味が分かりづらい自閉症の子どもたちにとっては，抽象語はさらに分かりづらい言葉です。「カバンを青い箱に入れて」「丸と丸を合わせて」「プリントを 2 枚やって」など，青い，丸い，2 枚と具体的なもの，具体的な数で伝えることが大切です。

　3 番目の［肯定的］。私たちは，「だめ」「やめなさい」と否定的な言葉を四六時中使っています。「だめ」と言われてもそれだけでは，何をしたらいいか分からなくて混乱してしまいます。何をすればいいのかを，具体的に伝えなければなりません。ついつい否定形で伝えることが癖になっている我々は，いつもの否定形を使いそうになった時，ちょっと立ち止まって，今自分が言おうとしている言葉を肯定形に直して伝えなければなりません。これはすぐにはできませんが，気が付いた時，合い言葉を思い出し，その時その時に直すよう努めていくと，肯定的な言葉掛

けができるようになります。否定形から肯定形への変換，これはとても大事です。

　こうしてみると，自閉症の子育てには，「視覚的，具体的，肯定的」という合い言葉が実によくマッチします。そして，使ってみると，これは定型発達の子育てにも結構役に立つものです。

■出典　奥平綾子『レイルマン―自閉症文化への道しるべ―』OMEMEDO（2002）p.213

51
あたりまえのことをほめる

加藤潔

　これは加藤氏が大切にしてきた7つのほめ方のうちの1つです。もともと日本では，命令，否定，批判など，叱って育てるという子育ての文化が優勢でした。したがって当たり前にできていることをほめるなんて，考えられない，それは甘やかしで，子どもを駄目にするという人も多いのではないでしょうか？

　それでも，最近では核家族化がさらに進み，少子化や女性の社会進出，夫の子育てへの参加と，子育て環境がどんどん変わり，昭和的な子育て環境とはずいぶんと異なってきました。子育てに行き詰まった家族による子どもへの虐待が急増してはいますが，逆にほめて伸ばすという子育ても盛んに叫ばれるようになってきました。人からほめられるということは，よく考えてみれば，私たち大人にとっても，さらに高齢になっても，嬉しいものです。今は叱るよりもほめて育てる時代になってきてい

るのです。

　その中にあって，日常的に当たり前の振る舞いをすることが難しいのが，自閉症スペクトラムの子どもたちです。定型発達の子どもたちがいとも簡単にやってのけることができないのです。理解のない人から頻繁に注意や指示を受ける，何度注意されてもなかなかできないこともしばしばです。毎日同じことを注意される，指示される，修正される。それだけで気持ちが落ち込んでしまいます。

　しかし，プラス面に目を向けると，どんな子にも，当たり前にできていることが必ずあります。カバンから連絡帳を出せる，おやつを食べる時「いただきます」のジェスチャーをする，帰りの準備ができる，などです。このような日常の当たり前にできていることをほめることが大切です。

　ほめ言葉は，多くてもほとんど邪魔にはなりません。いや，結構いいものです。ほめられればほめられるほど自信が付いてきて，気持ちが安定し，自分なりの生活ができるようになります。気持ちが安定すると，今までできなかったことが，できるようになってきたりします。ほめられると，何事もプラスの方向へ向かい，いい循環が生まれてきます。普通の生活では考えられない，当たり前のことをほめることの大切さ。

　私が新任教師だった頃を振り返ると，ある先輩の国語教師はいつもニコニコしながら，授業の準備をしている私に近づいてきて「久一郎先生がんばっているなー」と声を掛けてくれました。何気ない言葉掛けでしたが，不安な新米教師に勇気を与えてくれました。その温かい先輩教師のまなざしが今でも忘れられません。

■出典　加藤潔『発達が気になる子のステキを伸ばす「ことばがけ」』明石書店（2017）p.47

52

20分の1の意地

　加藤氏は「20分の1の意地」を次のように説明しています。「私は20回に1回うまくいったら，上出来だと考えてきます。20回に1回の成功でいい。自分の実力はその程度。それでいいじゃないですか。しかし19回はけっしてあきらめない。19回の試行錯誤を繰り返します。それが私の意地です」とあります。

　この言葉を初めて聞いた時，すごく納得しました。あっ，そうか，と。私がTEACCHを学んで5年目の頃，いろいろな自閉症の子どもたちを担当し，それぞれに合ったスケジュールの使い方を教えていた頃，多くの子どもたちはスケジュールの便利さを理解し，どんどん使いこなしていきました。その一方で，どんなにアイディアを尽くしても，スケジュールがヒットしない（理解できない，使うことができない）中学部2年生のJさん。いろいろな具体物を試してしてみても，その意味を分かってくれない小学部5年生のSさん。この子どもたちとの苦しみの中で出会ったのが，加藤氏の「20分の1の意地」でした。

　自立課題を教える場合だと，課題という実物そのものがその子に合うか合わないか，成功するかしないかは，意外と早く見つけることができます。しかし実物だけでなく，絵カードや写真カード，文字カードなど様々な形態のあるスケジュールを教える場合は，そう簡単にはいきません。

　私はJさんやSさんのスケジュールがヒットするまで，19回もいろいろなスケジュールを試してみただろうか？　自問自答してみました。まだたった5，6回試しただけじゃないか！　これで，音を上げていた自分。その頃，表面的には再構造化という意味が分かっていながら，再構造化の本当の意味が分かっていなかったのです。TEACCHでいう再

構造化とは 20 分の 1 ということなのです。

　子どもの特性やこれまでの経験だけでは，その子にヒットする構造化への到達はできません。何としてもスケジュールの理解について，その子の特性を洗い出します。必ずそこに手掛かりがあると信じて。そして，その子のベースライン[11]を下げ，その子の好きなスケジュールを準備します。特に知的障害の重い子どもには，実物（具体物）1 個を手渡してみます。教え方は，絶対無理強いせず，丁寧に促します。実物を使ったスケジュールほど，教えるのに難しいことはありません。それでも失敗したら，もう一度一からやり直します。何度でも何度でも，再構造化を繰り返します。それでも，19 回までやることは，本当に根気のいることです。

　20 分の 1 の意地，この言葉を知ってから，なんとか頑張ることができています。そう，私にも自閉症支援のプロとしての意地があります。

■出典　加藤潔『発達が気になる子のステキを伸ばす「ことばがけ」』明石書店（2017）p.136

53
人が代わったらだめなものは支援ではない

加藤潔

　これは支援者にとって，痛いところを突かれた強烈な言葉です。かつ

---

11) ベースライン：子どもが物事を正しく理解し，自分一人で活動できる（これをこれだけできるという）最低のライン。

て行動障害を起こす人には，まずキーパーソンとなる支援者が必要だ，とよく言われました。このキーパーソンが自閉症の人の行動を穏やかにし，そのノウハウを次の支援者にバトンタッチして，支援の輪を広げていくのが常とう手段とされていました。それはそれで大事なことだとは思いますが，キーパーソンが不在の時に，他者の支援を受け入れないことがよくあります。そのような時，今までは次のキーパーソンを育成しなければなりませんでした。これではいつまでたっても解決にはなりません。

　ところが，物理的構造化，スケジュール，ワークシステムや視覚支援という TEACCH のシステムを導入すると，それが大きく変わります。支援する人や場所，時間，活動予定，活動内容，などが変わっても，システムを使うと自分で活動することができるので，たとえ人が代わったとしても，いつものようにできるのです。つまり，構造化のシステムが定着すれば，自閉症スペクトラムの人にスケジュールの変更を使って丁寧に伝える，つまり，写真や文字などを使って支援者の変更を視覚的に伝えれば，大丈夫なのです。それも本人の目の前で，このように変更になるよ，とカードを操作しながら本人の納得を得ることが大切です。極端に言えば，スケジュールは変更を知らせるためにあるのです。これがシステムだからできるのです。

　1 人の担当者だけに慣れて，その人となら活動できるということはパターン[12] になることだと思います。このパターンは毎日同じ生活なら平穏無事ですが，人が代わると厄介なことになります。パターンになった行動は変えることは難しいからです。しかし難しいパターンを崩すことができるのは，構造化というシステムだけだと思います。

---

12) パターン：いつもやっている行動が，すっかり型にはまってしまうこと。行動がパターン化すると，安定するが，柔軟性に欠けてしまい，日時，場所，人，内容が変わった場合に，今までできていたことができなくなってしまう。

　具体的には，支援者がAさんからBさんに代わるとします。この時，Aさん，Bさんを表すのに写真や絵，文字など，その人に理解，納得できるものを使えば，やがて担当者が代わるという意味を理解し，変更を許容し，同じ人にこだわることはなくなります。担当者が代わって混乱する人は，前の担当者にこだわっているように見えますが，実はいつ，どこで，誰が誰に代わるのか，ということが分からず苦しんでいることが多いのです。

　療育施設，保育園，幼稚園，学校，卒業後の就労場所では，年度が替わると，担当者が代わるのが普通です。だとすれば特定のキーパーソンだけに頼るのではなく，その人に合った構造化を行って，担当者が代わるということを，丁寧に伝えることが大切でしょう。そのためにも常日頃から，支援者がいつも同じというパターンは避け，特に入所施設では毎日の宿泊当番が代わることを教えるためにも，日中の支援者も時々変更して視覚的に変更という意味を教えておくことが望ましいでしょう。

　なお，キーパーソン的な人がいるならば，始めはその人がスケジュールやワークシステムなどの構造化を，定着するまでしっかり教えることです。そして構造化が定着したら，次の支援者に構造化のシステムによる支援の仕方をしっかり引き継ぎ，徐々に変更するのがよいでしょう。

■出典　「AASEM自閉症療育研修会　自閉症児者のためのアセスメントを学ぶ」（2007）加藤潔氏講話より

54
教授方法は，最初の段階から正しいやり方を教える
中山清司

自閉症の子どもは，名言27のローラ・クリンガー氏の言葉「ASDの人は潜在的学習に困難があるのか？」（80ページ）とあるように，日常生活の動作や行動，活動を一つひとつ学んでいくのが非常に難しいのが現実です。それは，実行機能に大きな困難があるからです。

　流れのある活動は，いくつかのバラバラな動きの連続になっているので，それを顕在的学習，つまり目に見える形で，一つひとつ丁寧に教えなければなりません。うっかり間違えて教えてしまうと，それをそのまま覚えて，後で修正することがとても困難になります。したがって，最初の段階から正しく教えることが肝要です。

　具体的には，外から帰ったら手洗い，うがいをする，保育園や幼稚園

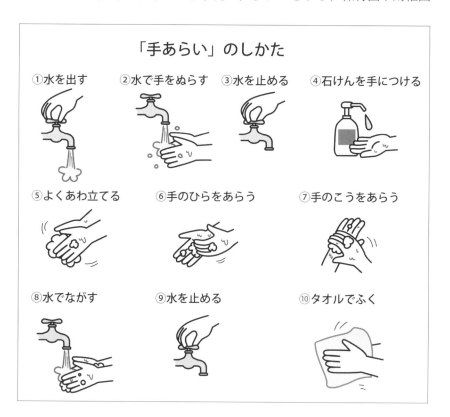

<figure>「手あらい」のしかた

①水を出す　②水で手をぬらす　③水を止める　④石けんを手につける

⑤よくあわ立てる　⑥手のひらをあらう　⑦手のこうをあらう

⑧水でながす　⑨水を止める　⑩タオルでふく</figure>

に出かける準備をするなどです。これらを将来自分で自立してやること
を想定して，活動の流れに沿って，一つひとつ正しいやり方で教えます。

　もちろん活動する環境は，その子に分かりやすく設定しなければなり
ません。教えられるのを嫌がらないよう，毎回同じやり方で丁寧に誘い，
手洗いやうがいを促します。今できないことは，流れの中で介助し，自
分一人でできそうなことは，自分でやるようにします。

　教え方は，あくまでも本人の特性に添いながら，無理なくかつ最初の
段階から正しいやり方で教えます。その際，活動によって，フォワード・
チェイニング 13) やバックワード・チェイニング 14) を使います。できる
だけ全体の流れを大事にし，これを毎回繰り返し，終わったらほめます。
それは子どもの状態に合わせて，柔軟に，かつ一貫して教えることです。
そして少しずつ介助や指示を減らしていきます。

　これらの活動の多くは，すぐに定着するものではなく，何ヵ月，何年

---

13) フォワード・チェイニング：順行連鎖化とも言う。目標行動の課題分析を行い，
　最初の行動単位から順番に学習して，段階的に連鎖を長くしていき，目標行動の
　獲得をする方法。

　　着替えの「ズボンをはく」という行動を
　例にとると，最初に①を教える。①を一人
　で行い，②〜⑤は丁寧に介助する。次に②
　を教え，①②を一人で行い，③〜⑤は介助
　する。前の動きから1つずつ教えて，順番
　につなげて最後まで一人で行えるようにす
　る。

例「ズボンをはく」
①両手でズボンを持つ
②左足を入れる
③右足を入れる
④ズボンを膝まで引き上げる
⑤ズボンを膝から腰まで引き上げる

14) バックワード・チェイニング：逆行連鎖化とも言う。最後の行動単位から出発
　して段階的に連鎖を長くしていく。常に行動が完了してから強化されるので，本
　人には達成感があるのが特徴。

　　「ズボンをはく」例では，まず介助して①〜④を行い，⑤だけ一人で行う。次
　に①〜③を介助して行い，④⑤を一人で行う。後の動きから1つずつ教えていき，
　最初から最後まで一人で行えるようにする。

もかかるものが多いでしょう。それでもルーティンは一生ものですから，根気強く丁寧に教え続けなければなりません。

　ただし，子どもによっては，幼児期から他者に身体を触れられて介助されることや，教えられることをひどく嫌がる子どももいます。あくまでも，その子の特性に合わせて，無理強いせず，あきらめず繰り返し，正しく，ほめながら教えていくことが大切です。もちろん，ある子どもは，全てを正しく教えることが難しい状態にあるのかもれませんが，年齢とともに正しい活動のあり方に戻れるよう，常に意識して教えていくことは，大事なことでしょう。

　この中山氏の言葉は名言4の佐々木正美氏の「しつけはくり返し教えること，そして待つこと」（23ページ）につながります。

■出典　Schale（シャーレ）おおまち「自閉症支援者養成トレーニングセミナー」資料（2011）

コラム⑤

風が吹けば桶屋がもうかる

　江戸時代のことわざに「風が吹けば桶屋がもうかる」があります。これは3段論法の一例としてよく挙げられます。風が吹く→土ぼこりが目に入る→多くの人が，目が不自由になる→目が不自由な人が三味線弾きになる→三味線が必要になる→三味線の材料になる猫の皮が必要になる→猫が減る→ネズミが増えて，桶をかじる→新しい桶が必要になる→桶が売れて桶屋がもうかる，ということです。

　さてこの論法に倣って自閉症スペクトラムの話を進めます。1つ目は，昨今大いに叫ばれているのは「ユニバーサルデザイン」です。これは全ての人に分かりやすく，使いやすいデザインのことです。ある幼稚園では，机の定位置の場所に，カラーテープで印を付けておくことで，机を移動して活動した後には，元の場所に戻しやすくなるなどの工夫をしています。これは自閉症支援の物理的構造化とよく似ています。

　2つ目は，障害者や高齢者にやさしい「バリアフリー」です。これは階段の横のスロープや誰でも使える多目的トイレの設置などです。

　3つ目は，「合理的配慮」です。これは障害のある人が社会の中で出会う，困りごと，障壁を取り除くために調整や変更をすることで，例えば，周りの刺激に敏感で学習に集中できない子に対して，仕切りのある机を用意したりすることです。

　4つ目は，自閉症の人に物事の意味を伝える「構造化」です。これは視覚的に学ぶという自閉症の学習スタイルを活かしたもので，全ての物事（5W1H）を目で見て分かりやすく伝えるシステムです。

　5つ目は，自閉症の子ども一人ひとりに合わせた「オーダーメイド」です。自閉症の人にはユニバーサルデザイン，合理的配慮や簡単な構造化，あるいはセミオーダーメイドである程度，行動できる人もいますが，自分だけのオーダーメイドでないと，理解・納得できない人がたくさんいます。これは私たちのオーダーメイドの眼鏡と同じで，他の人と共有できません。実はこれが TEACCH プログラムの構造化の本質なのです。

　以上の5つはそれぞれ意味，使い方のレベルが異なりますが，ここで無理やり対象者という観点で，並べてみます。

　　　ユニバーサルデザイン（誰にでも）⇒バリアフリー（障害者，高齢者）⇒合理的配慮（障害者）⇒構造化（自閉症スペクトラム）⇒オーダーメイド（自閉症一人ひとり）

このような順番で，一人ひとりに収れんされます。あの3段論法に

倣うと，多くの人は，ユニバーサルデザインの価値を知ることによって，バリアフリーを理解し，合理的配慮を進め，さらに自閉症の人のための構造化やオーダーメイドを受け入れていきます。反対に自閉症のオーダーメイドの構造化を理解し，実践してきた人は，合理的配慮，バリアフリー，さらにユニバーサルデザインにも応用することができます。

　東京オリンピック・パラリンピックで会場内，関連施設，公共交通機関がユニバーサルデザイン化されました。ピクトグラムはこの典型です。この大きなユニバーサルの風に乗って，ユニバーサル教育がさらに進み，「風が吹けば桶屋がもうかる」式に，自閉症の構造化やオーダーメイドまで進んでくれれば，と願っています。

第9章

不適切な
行動

　自閉症スペクトラムを学ぶ時に，必ず出てくるテーマが，"不適切な行動への対応"です。人によっては不適応行動，問題行動，行動障害，異常行動，困った行動などとも言います。私が自閉症スペクトラムの支援を始めた時，中学部，高等部の先生方に協力してもらい，アンケート調査したところ，自閉症の生徒には，知的障害だけの生徒より5〜6倍不適切な行動が見られました。また強度行動障害の人の大半が自閉症と言われています。

　そこで，ここでは不適切な行動の解決に光をもたらす希望の言葉を紹介します。

55

行動上の問題は，いつも氷山モデルでやりとりするのが常識

諏訪利明

　コロナ禍の 2021 年に発足した自閉症 LABO は，日本の自閉症支援のスタンダードを創造し，自閉症の正しい理解と支援を広げるための「人と情報のプラットフォーム」とする会員制のオンラインサービスです。上の言葉は，LABO のメイン講師の諏訪利明氏が氷山モデルの大切さを言ったものです。

　行動上の問題を解決する方法は，いろいろあります。特に ABA（応用行動分析）での多くの実証研究がありますし，日本にも有効な指導法がたくさんあります。しかし自閉症の人の起こす行動上の問題は多種多様で，一筋縄ではいきません。そこで諏訪氏は，自閉症支援のスタンダードとして，氷山モデルが常識であると言ったのでしょう。

　氷山モデルのオリジナルは，TEACCH の創始者であるエリック・ショプラー氏が発表したものです。それは，自閉症スペクトラムの人たちが起こす奇声，攻撃行動や器物破損などの行動上の問題は，水面上に見える氷山の一角であって，その水面下には比較にならないほど大きな氷山が隠れている，という考え方です。

　水面下には，その人の特性，そして不適切な環境やその行動が起こったきっかけ，支援者の対応などの要因がたくさん存在します。この水面下に隠れた要因を，支援チームで話し合い，一つひとつ明らかにしていくことが大切です。もちろん，それが簡単に分かるケースもあればなかなか難しいケースもあります。

　実際に支援者間で，氷山モデルでやりとりすることによって，徹底的に自閉症に共通する障害特性とその人特有の特性を明らかにしなければ

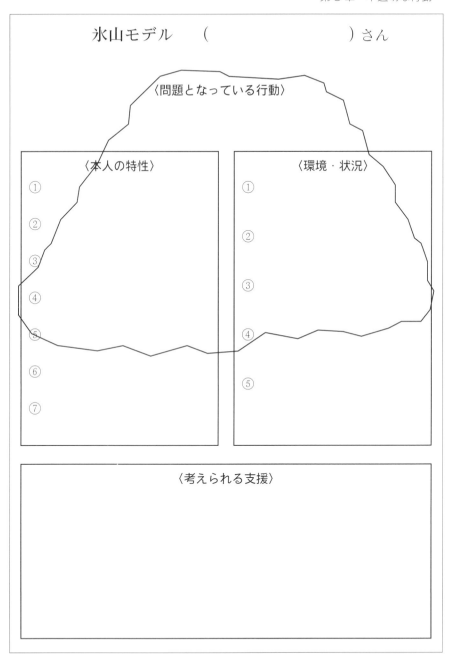

氷山モデル　（　　　　　　　　　）さん

〈問題となっている行動〉

〈本人の特性〉
①
②
③
④
⑤
⑥
⑦

〈環境・状況〉
①
②
③
④
⑤

〈考えられる支援〉

（著者作成）

なりません。まだ分析に慣れないチームでは，専門家のコンサルテーションを受けることも大切です。そして自閉症の人に共通する障害特性を学ぶとともに，その人の特性を明らかにし，その人について共通理解を図ります。

さらに周りの環境，行動が起こる前の状況，行動が起こる直接的なきっかけ，支援者の対応等の客観的な振り返りをしなければなりません。このような時には，コンサルタントの存在が重要な鍵になります。

行動上の問題には必ず理由があります。氷山モデルでやりとりして水面下の氷山の意味がだんだん分かってくると，本人の叫びが明らかになってきます。ここまでくると，自ずと不適切な行動への基本的な考え方，対応の仕方，解決策が見えてくるのです。

■出典　諏訪利明「自閉症 LABO オンラインセミナー5　自閉症の人の行動上の問題を考える」（2022）より

56

「パニック」がおこったら，まず自分の時計を見る

古屋照雄

1994 年，夏の蔵王山麓での(社)日本自閉症協会主催の 2 泊 3 日の「施設職員・教師のための自閉症短期セミナー」で，この言葉に出会いました。養護学校で高等部生徒の激しい行動に悩んでいた頃，私が初めて参加した TEACCH のセミナーです。この研修会を境に，私の自閉症スペクトラムに対する考え方が一変し，全く新しい学びへと導かれていきました。私の教育観を変えた研修でした。

　ちょうどこの時期は，国の強度行動障害特別処遇事業が始まったばかりの頃でした。パニック[1]への対応については，名言59のメジボフ氏の言葉に尽きるのですが，パニックが起きれば，その場でなんとか対応しなければならないので，当時の迷える私は，本セミナーの「不適切行動への対応」で貴重な学びを経験しました。

　もちろん，自閉症スペクトラムの人のパニックは一人ひとり違っています。TEACCHプログラムはいつでもオーダーメイドですから，マニュアルを作らないのが原則です。ただし初心者には何もヒントがないよりは，何か参考になるものがあったほうがよいと考え，長くなりますが，古屋氏が示したパニックへの対応法の手順を記述したいと思います。

①　まず自分の時計を見る。（時計を見ることによって冷静になれる。冷静な顔の表情で優しい態度で接しなければならない）

②　激しさが弱まった時（始めから終わりまで一定の激しさが続くわけがないので），タイミングをみて，「（靴が脱げてしまっているので）靴はいて」とか「（椅子のほうを指差しながら，椅子に）座って」とか，「（立つようにジェスチャーで示しながら）立って」というような，本人が次にとるべき動作の指示（「動詞＋て」＋ジェスチャーで「依頼」「要請」）を出す。

③　「パニック」以前にやっていた活動を提示し，その活動を一緒にやっていく。ただし「パニック」の最中，「危ないからやめなさい」とか「そんなことするとけがをするから」等の声掛けは，あまり効果がないことが多い。自閉症児が今できる指示を出すほうがよい。

④　5分間その場で対応しても収まらない場合は，別の4畳ほどの部

---

1) パニック：自傷（頭を壁にぶつける，自分をたたく，顔をたたく，傷口をいじる，手をかむなど），他傷（かみつく，攻撃する，他人をたたく，髪の毛を引っ張る，ける，頭突きなど），物を壊す，服を脱ぐ，物を投げる，床に寝転んで暴れる，地団駄をふむ，奇声を上げる，わめき散らすなどの激しい行動の総称。

屋に誘導し（ここで担当する指導者・援助者が交替することも検討する），そこでいつも行っている活動に従事させ，セルフ・コントロールができるまで，一緒にその活動を続ける。

　現在，私は，いくつもの激しいパニックへの対応の経験を経て，この言葉を参考にしながら自分なりのマニュアルを作っています。それでも，やはり不適切な行動への対応の基本は上記の古屋氏の教えです。これがあることで今までずいぶん助けられました。

●**古屋照雄**：元横浜市中山みどり園副園長。著書に『自閉症のトータルケア—TEACCH プログラムの最前線—』（共編，ぶどう社．1994）他。

■出典　「施設職員・教師のための自閉症短期集中セミナー講義資料（山形蔵王）」（社）日本自閉症協会（1994）p.81

57

TEACCHは，自閉症の人が起こす不適応を，本人ではなく，周りにいる私たちが引き起こしているのだ，と考える
イギリスの保護者

　私が自閉症についてさらに学ぼうとするきっかけは，彼らが示す，自傷，他傷，こだわり，器物破損，睡眠障害，多動，奇声などの不適切な行動があり支援が難しい場面に出会ったことによるものでした。それらの多くは，今まで支援してきた知的障害の人たちの支援の範ちゅうでは全く収まらない行動だったからです。

　自閉症の人の不適切な行動は，知的障害のみの人たちの不適切な行動

とは桁外れに大きなものです。そして不適切な行動に出会った時，私たちは「〇〇さんがパニックを起こしている」ので，困ったものだとして，それを不適切な行動と言い，その全てを本人のせいにしてしまいます。しかし，冷静に考えてみると，フラッシュバック[2]以外は，不適切な行動の大半は，本人の特性への配慮がなされず，私たち大人が不適切な関わりをした時や不適切な環境を与えた時に起きています。本人の不適切な行動の前の状況をよく振り返り，周りの大人がとった行動を振り返ってみると，その原因が見えてくることが多いものです。

　例えばその子の不適切な行動をする前の情緒や体調は，どうだったのか？　活動していた環境は安心できる状況だったのか？　他の人たちとの関わりはどうだったのか？　スケジュールを理解していたか？　よく分かる活動が準備されていたか？　活動の終わりが明白であったか？　周りの大人の指示はうるさくなかったか？　などです。

　これを支援チームのケース会議で，氷山モデルを使って分析してみると，意外な要因に気が付き，冷や汗をかくこともたびたびです。こういった分析や検討をしないで，自閉症の人が起こす不適切な行動の原因を，本人のわがままやフラッシュバックに置き換えてしまうことは，いかがなものでしょう。不適切な行動は，本人が困っていることを知らせるアラームです。想像力のある私たちが，彼らの困り感を想像し，チームで原因を究明し，それまでの支援を反省し，一番適切な支援を考え出すように努めなければなりません。

■出典　『第142回国治研セミナーテキスト集　TEACCHプログラムに学ぶ自閉症・発達障害への支援』（2013）p.17

---

2) フラッシュバック：強いトラウマ経験（心的外傷）を受けた場合，後になってその時の記憶が，突然かつ非常に鮮明に思い出されたり，同様に夢を見たりする現象。心的外傷後ストレス障害（PTSD）の特徴的な症状の１つ。

58

のたうちまわる人にだけ見える光

加藤潔

　これは加藤氏の著書『発達が気になる子のステキを伸ばす「ことばが
け」』（明石書店）の「支援とはぶざまなもの」という項に出てくる言葉
です。少々長くなりますが、この説明文を引用させていただきます。

　「支援なんて、泥臭くてかっこ悪いものです。だって、実際には、う
まくいかないことがたくさんありますから。だけど、泥臭くかっこ悪く、
その方のために、はいずり回って努力しようとする人には、泥臭さをき
らって要領よく振る舞おうとする支援者よりも、きっときっとたくさん
いいことがあるのです。そう信じましょう。一瞬見えても、またすぐ見
えなくなります。でも……、のたうちまわらない人には絶対にその光は
見えません。」

　自閉症の人が起こすパニックや不適切な行動は、支援者の悩みの筆頭
に挙げられます。こんなに一生懸命支援しているのに本人には全く通じ
ない、自閉症の人を混乱させて申し訳ない、そして自分には支援する資
格がないと、泥の中にはまり込んで、絶望的になってしまうことがあり
ます。

　このような時、「困った、困った」と言いながら、その日その日をな
んとかやり過ごす人と、支援のどこに問題があるのか、どうすれば解決
できるのか、と前向きに対応する人と、どちらかに分かれるのではない
でしょうか？

　後者は、あれをやってみる、これをやってみるというように、泥の中
でなりふり構わずのたうちまわっている人です。時には長いトンネルの
中をさ迷います。実に苦しい時です。それでもあきらめずに、その人の
特性に立ち返り、氷山モデルで分析します。また専門家のコンサルテー

ションを受けながら，再構造化を繰り返します。こうしているうちに一筋の光が見えてきます。自閉症本人の困り感が見えてきて，支援の手掛かりも見えてきます。この辺から子どもの行動にわずかな変化が現れ，光は確かな光になってきます。

このような経験をした人たちが，それぞれの職場で活躍しているのではないでしょうか。加藤氏の「のたうちまわる」という言葉は，自閉症支援の神髄なのでしょう。特に強度行動障害のような行動の激しい人と出会った時は，普通の支援では全く歯が立ちません。かっこよい支援は捨て，泥の中をのたうちまわらなければなりません。そこで見付けた光は，それを見付けた人の新しい未来を輝かせます。そしてその光は，私たち支援者にはプロとしての泥の勲章となります。

いつも自閉症支援で深い泥の中に入って，動けなくなった時，出口の見えないトンネルに入ってしまった時，絶望の淵に立たされた時，この言葉を思い出します。そして自分自身を励まします。あなたはのたうちまわった経験がありますか？

■出典　加藤潔『発達が気になる子のステキを伸ばす「ことばがけ」』明石書店（2017）p.148

59

パニックを起こしたら，世界中の権威も何もできない。ただし，パニックを起こさないようにすることはできる

ゲーリー・メジボフ

これを TEACCH プログラムの第２代目のディレクター，メジボフ氏

の口から直接聞いた時にはかなり驚きました。TEACCH の第一人者が言った言葉なので，それだけに納得し，安心することができました。

　パニック，例えば大きな声で騒ぐ，物をける，投げる，壊す，そばにいる人の眼鏡をつかみとる，床に寝転んで大暴れするなどの場面に出会うと，支援者は一時呆然とします。小さな子どもの場合でも，パニックはものすごいエネルギーです。周りにいる者は，時には恐怖さえ感じます。下手に大人の力を使って止めたら，火に油を注いだように激しい抵抗に遭います。

　このような激しいパニックに遭遇した時，パニック対応の魔法はありません。名言 56 で古屋氏のマニュアル（148 ページ）を記述しましたが，基本的に，時が来れば嵐が収まるように，じっと待つしか手立てはありません。それが 10 分なのか 30 分なのか，様々です。そして経験的に言えることは，すっかりパニックが収まったら，何もなかったように，元の活動に戻るということだけです。この間，他者の介入はいらないし，自分で収まっていきます。このことをメジボフ氏が何もできないと，言ったのでしょう。

　この言葉はパニックが起きないように，その人が理解でき，納得できる状況を準備することがいかに大切かということを強調したのでしょう。もちろんすぐにパニックをなくすような魔法はありません。しかし頻繁にパニックを起こす人でも，その人の特性に合った包括的な支援をすれば，パニックを起こさないようにできます。徹底的にその人の強みを伸ばし，特性を吟味し，環境を整え，スケジュールや自立課題などオーダーメイドの構造化をする。何度失敗しても，やれることはあるはずだ，と言いたかったのではないでしょうか。

■出典　『第 142 回国治研セミナーテキスト集　TEACCH プログラムに学ぶ
　　　自閉症・発達障害への支援』（2013）p.48

鼻をへし折られる

　嘘のような本当の話です。あれは忘れもしない 2005 年，特別支援学校の小学部２年生の担任となった５月のことでした。学校の二大イベントの１つ，全校運動会前日の１，２年生の合同授業，生活単元学習「運動会の事前指導」が始まろうとしている時に起こりました。

　午後の授業の始まりのチャイムが鳴ったので，１，２年生がプレイルームに集まり，床に座って待っていた時，私のクラスの自閉症児Ｇさんが，休み時間の延長で，遊具のジャングルアーチに上って遊んでいました。私はそれに気付き，あわててＧさんの後ろから，「Ｇさん，勉強が始まるよ！」と言って背中を引っ張ったところ，顔面が「ガヅーン」という強くて鈍い衝撃に襲われました。ぶつかった鼻に触ると血は出ていないが，激痛が走りました。すぐＧさんを同僚に頼み，鼻を手で押さえ，誰もいない教室に戻りました。そこで鏡を見たところ，なんと！鼻はぐっしゃりと曲がっていました。まさにへのへのもへじの鼻そのものでした！　それでも血は全然出ていません。少し痛んで重苦しい程度です。

　それは一瞬のできごとでした。ジャングルアーチのロープにつかまっていたＧさんに，声を掛けながら，後ろから急に体を引っ張ったので，Ｇさんは手を放すことを嫌がり，自由に動かせる自分の頭を後ろに振っただけなのです。それが頭突きとなり，真後ろにいた私の鼻を直撃し，鼻骨が折れたのです。

　振り返ってみると，私がうっかりして，遊び時間から授業時間への切り替えを，Ｇさんに明確に示さなかったことが原因でした。授業への参加を急ぐあまりに起きた事故でした。その後，Ｇさんは同僚の先生に促

されて，納得し，遊びを止め，いつものようにクラスメイトの列に並び，授業に参加しました。

　この事故は全く私のミスでした。その頃，自分勝手に自閉症の専門家と自負し，いろいろなところで構造化を準備してきたのですが，急な授業の始まりに，冷静さを失い，言葉を掛けながら後ろから引っ張るという行動で対応したのが間違いでした。子どもの体を後ろから引っ張れば，頭突きが来る，鼻骨骨折した人もいる，ということを頭では分かっていましたが，あの場面で誤った対応をしてしまいました。

　鼻の手術は2泊3日，全身麻酔で行いました。全身麻酔のための検査に2日間も費やしました。手術はと言うと，医者に「車の板金修理のように，へこんだ部分を後ろからたたいて直すのと同じです」と言われました。ハンマーのような金属でガンガンたたかれて，整復手術は終わり，その日退院となりました。当時鼻は元に戻ったような気がしましたが，後になってみると，鼻が低くなり，以前とは形がずいぶん違っています。

　ことわざ「鼻をへし折られる」が現実になったのです。昔の人は，よく言ったものです。当時の私は，いつしか自分は自閉症の専門家だ，という変なプライドを持っていたので，Gさんが，「先生，まだまだだめだ！　もっと自閉症の俺を分かって！」と，教えてくれたのでしょう。穴があったら入りたいという気持ちになりました。

　それから時々鏡を眺めて，低くなった自分の鼻を見て，Gさんのことを思い出します。加藤潔氏の言葉を借りるなら，「Gさん！　あなたは私の師匠です！」

第 10 章

構造化

　自閉症スペクトラムの支援として，視覚支援 [1] など構造化による支援は，ごく普通な時代になりました。つまり構造化が自閉症支援のスタンダードになりつつあります。しかし構造化の理解の実態はと言うと，机を壁に向かわせる，パーテーション [2] で仕切る，絵カードのスケジュールを使う，自立課題を繰り返しやらせる，コミュニケーションは絵カードを使えばいい，というように，一人ひとりの特性を無視した構造化に子どもを合わせている現場が多いのではないでしょうか。

　そこでここでは本当の構造化とは何かという，とっておきの言葉を紹介します。

1）視覚支援：視覚的に学習する学習スタイルに応じて，目で見て分かるように支援すること。スケジュールを提示する，見本を提示する，モデリング，指示書や手順書などで見て分かるようにする支援。最近はビジネス界でも視覚化，可視化で伝えるプレゼンテーションが常識になり，見える化とも言われる。ただし自閉症スペクトラムの場合は，あくまでもオーダーメイドの視覚支援が要求される。

2）パーテーション：パーティションとも言う。物理的構造化で余分な刺激を遮断するために使う仕切り。一人ひとりの特性に合わせて，その高さ，幅や面の数を調整して設置する。特に幼児期や周りの刺激に敏感な人，知的障害の重い自閉症スペクトラムの人に効果を発揮する。多くの場合，感染症対策用の透明のアクリル板ではなく，不透明の素材を使用する。

60

仏様が，ちょっと指で車に触れられました

大村はま

　この言葉は，大村はま氏がある先生から聞いたという有名な話で，お
およそ次のような内容です。

　1人の男が荷物をいっぱい積んだ荷車を引いていた時，すごいぬかる
みにはまって，荷車が動かない。男は必死に引っ張り続けた。男は汗び
っしょりになって引っぱり続けている。それでも動かない。仏様はしば
らく見ていて，ちょっと指でその車に触れた。すると車はすっと動き出
して，ぬかるみから脱出することができた。その男は仏様の指のことな
ど全く知らない。ぬかるみから抜け出たのは自分の力によるものだと喜
び，意気揚々と荷車を引いて立ち去った。

　この話はTEACCHプログラムの構造化の1つのワークシステムで行
う自立課題とよく似ていると思います。自閉症スペクトラムの子どもに
とって，まだ十分習熟していない課題を行うことは，ぬかるみにはまる
ようなものでしょう。そのような時，子どもの特性に合わせ，環境を整
え（物理的構造化），自分一人でできそうな課題を作ります（自立課題）。
子どもの努力に頼るのではなく，私たち大人が努力して子どもに合った
課題を準備し，事前に何度か作り直します（構造化，再構造化）。する
と子どもは，課題を見ただけで自分から取り組み，集中し，自分一人で
最後まで仕上げ，終わりの箱に入れます。そして，「できた！」と喜び，
次々と課題に挑戦します。そして全ての課題を終えると，意気揚々とし
て次のスケジュールに移ります。

　その時，それらの課題を準備した我々は仏様，あくまでも陰の人です。
子どもは自分一人でできたと思い，自分に自信を持ちます。

●大村はま（1906 ～ 2005）：日本の国語教師，国語研究家。著書に『教えるということ』『日本の教師に伝えたいこと』（いずれも筑摩書房）ほか多数。90 歳を超えるまで国語教育研究に携わる。

■出典　大村はま『灯し続けることば』小学館（2004）p.44

61

私は（極論ですが），教師と一緒の2時間よりも，一人でできる10分の方がはるかに価値があると考えている人です

加藤潔

　この言葉は，ワークシステムと自立課題を学び，構造化を実践し始めたばかりの私にとって，極めて強烈な言葉でした。それまでは，教師は教えるのが仕事，とにかく子どものそばにいて，教えることに専念します。児童・生徒は教師の教えに従い，所定の学習時間，もしくは少しでも長い時間，勉強を続けることができることが，とても価値があることだと信じていました。

　しかし，自閉症の場合，それは教師の指示に従い続けるということになります。すると，大人からの指示がないと，自らは動けない子どもになってしまいます。思い起こせば，そのような指示待ちの自閉症の子どもにしばしば出会ってきました，極端すぎるほど指示待ちの子どももいました。特に大人になっても指示待ちだと，大変なことです。自立的に活動することができなくなります。いつも大人の顔色をうかがい，びくびくしています。これを後になってから修正することはとても難しいことです。

その点，自立課題とワークシステムに熟練すると，教師の見守りだけ
で，短時間でも自分一人でやり切るという，主体的な姿勢が定着します。
つまり自分でスケジュールを見て，課題をする場所に移動し，どんな課
題をどのくらいするのかを自分で確認し，最初から最後まで自分で終わ
らせ，そして次のスケジュールに移動するのです。これが１人ででき
るのが自立課題でありワークシステムです。したがって，どんな小さな
子どもでも，教師と一緒に勉強できることだけでなく，１人でできる自
立課題をすることは大事なことです。学齢が進めば進むほど自立課題の
比重が大きくなっていきます。

　この言葉は，２時間と10分と極端な数字をあげて，私たちに大きな
警鐘を鳴らしているのです。自閉症の子どもの自立的な生活を保障する
ため，そして小さい時から自立課題を学ぶことが大切であることを伝え
るための言葉です。

■出典　『北海道教育大学教育学部附属養護学校研究紀要第22号　理論編』
　　（2002）p.18

62

私たち教師の支援は，授業が始まる前にその大部分が終わっているというのが支援の基本と言えます。「見守り」（ができる状況をつくること）が重要なのです

北海道教育大学附属養護学校

　私が特別支援学校の教師時代，高等部の作業学習では木工，陶芸，紙
工芸，家庭などの班がありましたが，自閉症の生徒の中にはどの作業班

にもなじめず，作業することができなくて周りをうろうろし，時には混乱してパニックを起こす生徒たちがいました。

　そこで彼らを1つのグループにまとめ基礎作業班という新しい班を作り，作業種にかかわらず，彼らのできる得意な課題を作業として準備していました。狭い部屋を作業場所と休憩場所とにはっきり区別し，一人ひとりのスケジュールを準備し，課題が終わったら終わりの箱に入れるというワークシステムでやるようにしたところ，4人とも安定して作業に取り組むようになりました。

　ある時，校内の研究授業で先生方に基礎作業班を見てもらったところ，多くの先生方は，一風変わった授業に驚いていました。ある先生から，「この作業学習は生徒がまるで賽の河原で石を積んでいるようだった」と率直かつ厳しい意見をいただきました。授業中，教師はほんの少ししかしゃべらず，生徒が自分のスケジュールで黙々と作業課題をこなし，終わると休憩場所に移動して淡々と休んでいます。授業中たくさん教えるはずの教師が何もしないで子どもを見ているだけに見えたのでしょう。

　授業者である私たちは何をしていたのか？　実は前日まで，授業の準備で必死でした。一人ひとりに合う課題を，当日を想定しながら徹底的にチェックしていました。子どもたちが，大勢の先生方が見に来るというサプライズにも動じないよう，一人ひとりのスケジュールや課題を準備し，生徒同士の移動の動線や休憩タイムの調整などをシミュレーションしていました。そして当日はと言うと，生徒は各自のスケジュールで作業し，休憩をとり，授業者は生徒一人ひとりを見守っているだけ。つまり十分な準備をして当日は見守る，これが彼らの自立を促す授業なのです。授業者は話し言葉による説明を子どもたちの支援に有効なものだけ，最小限にとどめました。

　確かに通常の授業では十分教材研究した上，本番は教材を通して子ど

もたちとコミュニケーションを取りながら，授業を進めます。定型発達の子どもたちは想像的でサプライズが大好き。だから準備された型通りの作業だけでは満足できず，教師も子どもたちも一緒になってダイナミックな学びを作り上げていきます。それが授業の醍醐味です。

　一方，自閉症の子どもたちの場合はそうはいきません。多くの場合，想像とサプライズは苦手で，分かりやすさと見通しとシステムを好みます。だとすれば，分かる，できる，見通しが持てる，安心できる，慣れ親しんでいる授業をしっかり準備することが大切です。

　教える立場の教師にとって，見守りという支援は，一番難しい支援ではないでしょうか？

■出典　『北海道教育大学教育学部附属養護学校研究紀要第 22 号　理論編』
　（2002）p.23

63
成長すれば構造化は合わなくなる
加藤潔

　子どもは，オーダーメイドの構造化で学習すると，課題の意味を理解し，自分から学習するようになります。分かること，できることがどんどん増えると，自分の持っている力を出し始めます。たとえ途中で自立課題に飽きることがあったとしても，自分に合った構造化により安心し，分かりやすさにたっぷりと浸り落ち着いています。

　このような時，多くの支援者は，自立課題をグレードアップさせても，ワークシステムやスケジュール，コミュニケーションツールそして物理

的構造化などは，そのまま使い続けがちです。しかし，小さい子どもの場合は，発達のスピードが違います。幼児期の服の買い換えと同じです。今の構造化で理解できるようになると，今まで発揮されていなかった理解力がみるみる現れ，もっと知りたい，もっと別な課題にチャレンジしたい，もっと自分に合った使い勝手のいい構造化を使いたい，という欲求が高まります。

　このように，小さい子どもはその発達のスピードに合わせて，新たな構造化が必要になります。つまり，再構造化です。これを無理のないよう，適期に繰り返します。もちろん，このタイミングは子ども一人ひとり違います。ただ私たちは，発達のタイミングを見逃さず，子どもの納得を得ながら再構造化に挑戦することが大切です。

　自閉症の大人の中にも，構造化を使い始めると，どんどんできることが増え，子どものようにスピードの速い再構造化が必要となる人もいますが，多くの場合，再構造化は子どもよりずっとゆっくりとなります。その際，いつも本人の理解と納得によって再構造化を行います。その人に合った構造化，再構造化は絶対に必要ですが，構造化をすっかり外すということはありません。外すことより，家で使える構造化を職場や地域で使える構造化へと般化[3]させていくこと，生活の中で使える構造化をどんどん増やしていくことが大切なのです。

　自閉症について学び始めた支援者の中には，「社会に出たら構造化を外しても生きていけるようにしたい」と言う人がたくさんいます。それは眼鏡をかけている人に，「眼鏡をはずせ！」と言うようなものです。構造化は，生きるために大切なもの，本人の理解，発達，生活環境に応じて，使いやすいもの，便利なものに変えていく，つまり進化させてい

---

[3] 般化：一度学習したスキルや方略を，日時，場所の環境や関わる人が変わっても，前と同じように用いることができること。

くもので，外すものではありません。

■出典　「AASEM 自閉症療育研修会資料」（2010）p.11

64

構造化においては，確実にできることがベースラインになる。つまり調子が悪いときでもできる，人が代わってもできることがベースラインである

加藤潔

　ベースラインとは，英語で基準線という意味で，家庭においても使える一番下のラインのことです。また加藤潔氏は「このくらいできるかなーと思ったラインより少し下げ目で（少し手厚く）スタートする」とも言っています。自立課題の例としては，学校ではＡという自立課題を勉強しているとすると，家庭で始める場合は，学校のＡより簡単な，少ない数や量の課題で始めます。こうすると，家庭でもすんなり取り組むことができるようになります。

　例えば，幼稚園に行くというスケジュールの場合，小さな子がちょっと絵を理解していると分かると，すぐ幼稚園カバンなどの絵カードを手渡して，スケジュールを伝えようとしがちです。絵カードは一番用意しやすいものだからです。しかし，実際にカバンの絵カードを使ってみると，絵カードの意味がよく分からず，絵カードでは動けないという子どもがいます。そんな時，幼稚園に持っていくカバンそのもの，つまり実物（具体物）を使ってみると，すぐにその意味を理解して，幼稚園に行くという行動を始めたりすることは，よくあることです。

　これは英会話のコース選びに例えることができると思います。大学で習った英語の力で，英会話学校の上級クラスに入ってしまうと，ネイティブスピーカーの発音が分かりづらくて，クラスの進度に付いていけません。ところが中学や高校で習った英語の語いで十分な初級や中級クラスに入ると，分かりやすく，ずっと楽にコミュニケーションができて，楽しくなってくるということは，よくあります。

　このように，始めはベースラインを下げると，分かること，できることが増え，達成感を味わうことができ，自己効力感を高めることができます。今分かる，今できるということはとても大切で，設定したベースラインをクリアできると，その上のレベルの課題に挑戦したいという新たな意欲につながっていきます。したがって，構造化の支援には，ベースラインを下げるということは，とても大切なことです。

■出典　「AASEM 自閉症療育研修会資料」（2010）p.10

65

「構造化」は合意のはじまり

本田秀夫

　自閉症支援において，構造化という言葉はごく普通に使われるようになりました。またコロナ禍の状況においては，レストランなどでパーテーションとして使われている透明アクリル板，そしてスーパーマーケットなどのレジ前には，ソーシャルディスタンスを示すための足型など，TEACCH の構造化で使っていたものが，私たちの日常生活でも使われるようになりました。

私は自分なりに，構造化を「物事の意味を分かりやすく伝えるシステム」と定義しています。つまり自閉症スペクトラムの子どもの周りにある物事を，一つひとつ分かりやすくする支援で，あくまでも理解してもらうということに主眼を置いています。

　そこで本田氏が，構造化は子どもの理解だけでは不十分で，理解した上で子どもが行動するのは，合意をするからだ，つまり合意，納得することが大事だと付け加えています。合意とは，お互いの考えや気持ちが一致すること，納得とは理解して受け入れること。したがって構造化により理解し，納得して初めて，本人が動き出すのです。

　本田氏は，構造化による支援の効果を体験した人が，構造化の力を過大評価して，何でも構造化すればいいのだ，という単純な発想に，警鐘を鳴らしたのではないでしょうか。

　もともと構造化というものは，その子に合わないなら，その構造化を修正する（再構造化），それでもだめなら，さらに再々構造化と，子どもが合意，納得するまでの過程を含んでいるのです。そして構造化で支援するということには，子どもは自分なりに嫌なことは「いやだ」と言える，あるいは「○○がいい」と選択できるよう，それぞれの子どもに合った拒否や選択のコミュニケーションスキルを身に付けさせることまで含んでいるのです。

　ある人は，「構造化は魔法のようだ」とか，「まるでドラえもんのポケットのようだ，構造化がどんどん出てくる」というように，構造化の一部分だけをとらえてしまうので，本当の構造化を実践する時には，本田氏の言うように，理解しやすさだけでなく，合意，納得という本人側の立場を忘れないようにすることは，とても大切なことでしょう。

●本田秀夫：精神科医，信州大学医学部子どものこころの発達医学教室教授，医学部附属病院子どものこころ診療部部長。著書に『発達障害─生きづら

さを抱える少数派の「種族」たち―』『子どもの発達障害―子育てで大切なこと, やってはいけないこと―』(いずれも SB クリエイティブ) など多数。

■出典　本田秀夫『自閉症スペクトラム―10 人に 1 人が抱える「生きづらさ」の正体―』ソフトバンク新書 (2013) p.166

66

構造化の力は強力なので, 構造化の力を実感した初心の支援者は, 大人の都合に合わせて行動をコントロールすることを主目的に構造化を使うことが多い

内山登紀夫

　ある人は「構造化の魔法」と言ったりします。例えば構造化を始めたばかりの人が, 混乱状態にある自閉症の子どもにスケジュールや自立課題を用意します。ただそれだけで, 活動の流れが分かり, スムーズに活動の切り替えができるようになって自立課題をどんどんこなし, 一気に落ち着きを取り戻す, ということはよくあることです。まさに構造化の力を実感する時です。

　構造化を学んだ一部の初心者は, スケジュールは絵カードを見せればいいのだと言って, 支援者の都合のいいスケジュール, つまり大人の都合に合わせたスケジュールを用意しがちです。また自立課題をやっていれば, 活動に集中できるので, 同じ課題を繰り返し使い続けたりしてしまいます。コミュニケーションでは, コミュニケーションボードやコミュニケーションブックのカードの中から, 自分で好みのカードを選ぶことができるようになると, 大人が選んでほしいと思うカードを用意して

しまうこともあります。

　このように大人の都合に子どもを合わせてしまうことは，TEACCH をまだ深く学んでいない初心者に多いケースです。確かに子どもによっては，一時的にうまくいくことがあります。しかし大人の都合に合わせた構造化は，子どもの合意，納得が得られないので，長くは続きません。必ず行き詰まります。自分の気持ちが取り入れられないので，子どもは不満をつのらせ，実行してくれなくなります。時にはそのいらだちを，不適切な行動で表現する子どももいます。

　構造化は小手先の指導方法ではありません。それは，基本的な子育ての考え方，TEACCH の考え方，発達障害や自閉症の理解，自閉症の世界，自閉症の特性，支援者としての心構え，アセスメント，そして構造化の基本等を深く学びながら，子どもが自立的に生活できるようにするためのトータルな支援システムです。

　あくまでも子どもが主体で，子どもの発達を促す子どものためのオーダーメイドの支援システムです。主体は子どもなので，まずは子どもの都合に合わせて，子どもが納得できて，楽しむことができるような構造化を準備することが大切です。

●内山登紀夫：福島学院大学教授，よこはま発達クリニック院長，TEACCH プログラム研究会会長。日本での TEACCH のけん引者。著書に『本当の TEACCH』（学研）『発達障害支援の実際』（編集，医学書院）など多数。

■出典　「JDDNET 体験博覧会ワークショップ　本当の TEACCH 資料」（2012）p.7

67

TEACCHは柔軟
日課や周囲は子どもの状態や興味に合わせて変っていく

内山登紀夫

　今では考えられないことですが，以前にはTEACCHの構造化とは，一様にパーテーションを置いて，絵カードでスケジュール（日課）を示すなど，とてもステレオタイプな療法だと，勘違いしている人がいました。これは全くの間違いです。そのような人たちは構造化のほんの一部を見て，あるいは表面だけ学んで構造化を批判したのでしょう。

　実はTEACCHほど一人ひとり，そして子どもの発達に応じて柔軟に構造化を変えていくものはないと思います。ワンパターンの構造化ありきではなく，子どもの特性や発達に応じてどんどん構造化を変え，その子の使いやすいものに進化させていくものです。例えれば，我々の眼鏡は一人ひとり，皆違っています。市販の老眼鏡や拡大眼鏡以外の眼鏡は，全てオーダーメイドで，眼科や認定眼鏡士のいる眼鏡店で視力検査をして，その検査結果に基づいて自分専用の眼鏡を作ってもらうもので，他の人の眼鏡を使うなどということは絶対にありません。

　確かに多くの自閉症の子どもは慣れ親しんだものに強く固執しがちで，多くの行動がパターン化しやすい傾向を持っています。しかし，それでは日課であるスケジュールや周囲の環境が固定化してしまい，日々の生活に対応できなくなります。そのような時に必要になるのが，構造化です。

　構造化はシステムという枠組みですから，そのシステムの中で，子どもの状態や興味に合わせ，子どもに分かるように視覚的に伝え，納得してもらって始めて，活動や環境を変更するなどの枠組みを組み替えることができるのです。つまりスケジュールやワークシステム，物理的構造化，視覚支援というシステムは，その中身を柔軟に変更できる利点を持

っているのです。

　変更が苦手，柔軟さに欠ける，融通が利かない子どもらには，変更を予告し，スケジュールというシステムを使って，目の前で変更することは，前述のとおり有効な手立てです。その意味で TEACCH はとても柔軟です。TEACCH の構造化ほど柔軟なものはないのです。付け加えれば，柔軟性を身に付けさせるには，TEACCH のスケジュールやワークシステム，視覚支援などのシステムを学ぶのが一番です。

■出典　「JDDNET 体験博覧会ワークショップ　本当の TEACCH 資料」
　　（2012）p.8

68
一人の自閉症を知っているということは，たった一人の自閉症しか知らないということなのだ

テンプル・グランディン

　以前，ある特別支援学級の教師から，初めて TEACCH の研修会で構造化を学んだ後，1 人の子どもに絵カードを使って，朝から帰りまでのスケジュールを教えたら，すぐに使い方を覚えてスムーズに動けるようになった。そこでこの構造化はいいものだ，ということで，クラスの自閉症の子ども全員同じ絵カードのスケジュール（形態，長さ，システム）を使ったところ，他の子どもには全く通用しなかった，ということを聞きました。

　子ども一人ひとりの特性も機能レベルも全く異なるのに，同じ構造化にするということは，個別の特性への配慮に欠けていたのです。このよ

うに1人か2人の自閉症の子どもを知って，自閉症が分かった気になってしまうことはよくあることです。自分が関わった1人の子どもが，自閉症の代表選手になってしまうからです。

　自閉症はそれほど甘いものではありません。それは一人ひとり皆違うからです。TEACCHの構造化が効力を発揮するということは，一人ひとりに合わせて設定する，という最適な個別化が図られた時なのですから。

　また，自閉症の子どもの親が，自分の子育ての実践を元に，自閉症支援の場で働くことはよくあることです。このような時，支援者としての親が陥りやすく，危険なことは，我が子のことを知りすぎて，自閉症の全てが分かったような錯覚に陥ることです。他の子どもの支援やその親の相談などに関わる時，つい自分の子育ての経験を前面に出し，支援やアドバイスをしてしまうことがあります。特に自分の子どものタイプとよく似た子どもの場合，我が子と重ねてしまい，その子の特性を客観的に見ることができなくなることがあります。

　また，相談に来ている親に対して，ペアレントメンター[4]の立場と支援者の立場を混同してしまったりします。ここが難しいところです。親としての経験や知識はとても貴重なものですが，自閉症は一人ひとり皆違っているので，いくら我が子を深く知っているからといって，自閉症が分かったとは言えないのです。

　こんな時，このグランディン氏の「一人の自閉症を知っているということは，たった一人の自閉症しか知らないということなのだ」という言葉が心に刺さります。

---

4) ペアレントメンター：よき相談相手，先輩保護者。自閉症の子の保護者がペアレントメンター養成講座の研修を受けて，我が子と同じ障害を持つ自閉症スペクトラムの子どもの親の相談相手となり，親の悩みに共感し，実際の子育ての経験を通して子どもへの関わり方を助言する。

■出典　ノースカロライナ大学 TEACCH 部編集，服巻智子訳『TEACCH 再構造化の手引き―スケジュールとワークシステムを一人ひとりに最適化するためのガイド―』ASD ヴィレッジ出版（2007）p.17

69

スケジュールは命綱という風に考えていて，最初に取り組んで欲しい事柄です

奥平綾子

　私たちは，毎日の予定を確認するのに何を使っているでしょうか？

　私は，今でも毎年手帳を買って予定をペンで記入しています。スマホやパソコンにもスケジュール機能がありますが，自分としてはカレンダーと同じ形式の手帳を手離すことができずにいます。自分はずいぶんアナログな人間かな？　と思いきや，年末には本屋や文房具店に行くと，たくさんの手帳が並んでいます。この IT の時代でも，手帳はまだまだ健在です。

　ちょうど 3 年前，私は仕事や私的な用事の予定が書いてある手帳をなくしてしまいました。どこを捜しても見つかりませんでした。明日，あさって，今週，来週の予定がどうなっていたか，その多くを思い出すことができません。その時の不安は，恐怖と言ってもいいほどの状態でした。それこそ一大事，絶体絶命！　その手帳が 3 日後に思いがけないところから出てきた時には，本当にほっとしました。この 3 日間は震え上がるような日々でした。このまま出てこなかったらどうしよう，と生きた心地がしませんでした。

　さて多くの自閉症の人の場合はどうでしょう？　彼らは時間と空間の

中で迷子になっている，と言われます。例えば，自分の興味あるものを見つけて楽しく遊んでいる時，突然，大人からの「もう終わり」という指示が入ってきます。時間の経過が分からない，今しか分からない，過去も現在も未来も分からない，自分はいつ，どこで，何をするのかが分からない，不安でいっぱいの世界で，ようやく見つけた楽しみなのです。そこに急に入ってきた大人の「もう終わり」という言葉。あまりにも突然のことで，その指示に納得できず，それを受け入れる余裕もありません。心の準備が全くできていないのです。そんな時，怒り出す子どもがいっぱいいます。

　また，次の予想がつかないために不安でいっぱいです。この不安なところに，急に他者から「次は○○」「次は△△」と指示されるのです。彼らはこのような予想のつかない，つまり命綱のない世界に生きているのです。考えただけでもぞっとします。このような時，彼らに目に見えるスケジュールが準備されていたら，安心して提示された活動に取り組むことができます。スケジュールはまさに命綱なのです。

■**出典**　奥平綾子『レイルマン―自閉症文化への道しるべ―』OMEMEDO（2002）p.225

70

小さい時から構造化で育った子どもは，それを自分で使い，自分で要求する

佐々木正美

　幼児期から自分に合った環境を準備され，スケジュール，ワークシス

テム，自立課題，コミュニケーションツール[5]や視覚支援を使いこなしていくと，その子のペースで構造化が定着してきます。構造化は一度定着すると，発達とともに再構造化され，進化し，自分にとって使い勝手のいいものになっていきます。したがって，支援者や親に従って使うものではなく，自分から進んで使うものとなり，自分にとっては便利で生活になくてはならないものになってきます。

　絵カードを使ったスケジュールを例にとると，スケジュールが定着して，トランジッションカード[6]がなくても，真っ先に自分のスケジュールのある場所（トランジッション）を見にいきます。そしてそのスケジュールに沿って活動するようになり，スケジュールが必須のものとなります。

　これが進んでくると，納得できないスケジュールが提示された場合には，このスケジュールは嫌だと主張し，自分の希望する活動に変えたいと伝えるようになります。ここで支援者との交渉が始まります。○○○はいや，△△ならいいなどと，目に見える形でスケジュールカードを操作しながら交渉して，妥協点を見出し，次のスケジュールを決定します。

　構造化としてのスケジュールのすごさは，多くの子どもにとって難し

---

5) コミュニケーションツール：その子に合った表出コミュニケーション手段として，実物，ミニチュア，イラスト，絵カード，文字カード，リマインダー＊，コミュニケーションブック，コミュニケーションボード，AAC（補助代替コミュニケーション），スマホなど。

　＊リマインダー：忘れてはいけないことを思い出させるもの。例えば作業の机の上に置く「おわりました」や「手伝ってください」などのカード。これを手掛かりに作業が終わったことや手伝ってほしいことを教師や支援者に伝えるようにする。

6) トランジッションカード：スケジュールが掲示されている場所（トランジッション）に次のスケジュールを見にいくために使う補助的なカード。(78 ページ参照)

い予定の変更が，子どもの納得のもとにできることです。またスケジュールを自分で使いこなし，便利で必要なものになる頃には，子どもは欲しいもの，やりたい活動を自分から要求するようになります。ただ使うだけでなく，もっと使いたいものになるのです。

　このように，構造化で育った子どもは，自分で使いこなし，必要な構造化を自分から要求するようになります。こうして構造化はどんどん進化します。学校で使えるようになったスケジュールは，同じ形式のものを家に持って帰り，子どもの大好きな活動からスケジュールを使い始めると，家でも学校と同じように使うことができるようになります。こうなると，般化がどんどん進み，生活が豊かになります。

　構造化は私たちの眼鏡と同じように，一生使い続け，自分に合わせたものに作り替え，どんどん進化していくものなのです。163 ページで述べたように，慣れたらなくしていくものでは絶対にありません。

■出典　第 120 回国際治療教育研究所 25 周年記念実践セミナー「TEACCH モデルの応用実践」佐々木正美氏講演より（2006）

春の女神ヒメギフチョウ

　私の故郷，東北，仙台の低山である蕃山や権現森に遅い春がやってきます。里山に桜の花が満開になり，カタクリの花が咲く頃，天気のいい日に，ふらふら危なっかしく舞う黄色のチョウ。それは翅の黄色に黒の横縞，赤い斑点が美しい，ヒメギフチョウです。（関東以西はギフチョウ）

さて自閉症スペクトラムの子どもには，いろいろなタイプの子どもがいます。そこで虫好きの私は，自閉症スペクトラムの子どもを，スケジュールの理解度に応じて，モンシロチョウやアゲハチョウの仲間を例にとって，4つのタイプに分けてみました。

　1番目は，モンシロチョウタイプ。これは幼虫がアオムシで，キャベツやアブラナなどいろいろな雑草を食べることで分かるとおり，食草の幅がとても広く，アブラナ科の植物なら何でも食べ，ごく普通に見ることができ，誰でも知っているチョウです。このタイプの子どもに，スケジュールを教える時，実物や絵カードを使うと，自分がなすべき活動の意味をすぐ理解し，自分で動くことができるタイプです。

　2番目は，ナミアゲハタイプ。これはカラタチやサンショウ，ミカン類などミカン科の植物なら何でも食べる，どこの人家の周りでも見られ，多くの子どもが知っているチョウです。このタイプの子どもは，スケジュールを何回か教えると，さほど困難なくその意味を理解し，自分で動くことができるタイプです。

　3番目は，カラスアゲハタイプ。これはミカン科の中でも，カラスザンショウ，コクサギ，キハダしか食べない偏食家。黒の翅に青緑色に輝く帯のメタリックカラーが美しく，街中ではたまにしか見ることができず，あっと言う間に飛んでいってしまうチョウです。このタイプの子どもは，実物を使ってもスケジュールの意味を理解してくれないので，なかなか自分から動くことが難しく，何度か頑張って再構造化しながら教えることで，初めてその意味を理解し，自分から動き始めるという，支援の難しいタイプです。

　4番目は，ヒメギフチョウタイプ。これも前2者と同じアゲハチョウの仲間で「春の女神」と言われる美しいチョウです。ヒメギフチョウは，山中のウスバサイシンやオクエゾサイシンしか食べない超偏食家で，春の短い間だけ地上に現れ，今では蝶マニアにしか知られていない，なじ

みの薄いチョウです。このタイプの子どもは，スケジュールを教えよう
としても，全く受け入れてくれません。どんなスケジュールを試しても，
具体物を与えてみても，はねつけられるだけで，日常生活に大きな混乱
が見られます。スケジュールの意味を教えるためには，大好きな食卓に
当たる活動やごほうびを探し続け，その大好きな活動に導く具体物を見
つけ出さなければなりません。それはまさに「20分の1の意地」「の
たうち回る」が必要です。見つけたら，スケジュールに子どもの好きな
活動を設定して，その具体物を1個手渡し，すぐ楽しい活動に結び付
けます。スケジュールとは便利なものだ，と実感させることが大切です。
こうして辛抱強くスケジュールを教えていかなければならないタイプで
す。

　自閉症スペクトラムの幼児期の療育が進んだ今，私たちはヒメギフチ
ョウタイプの子どもに出会うことがずいぶん少なくなりました。

お わ り に

　本書の内容は，始めから終わりまで，私を自閉症スペクトラムの学び
に導いてくれた方々の大切な言葉です。2019 年末から始まった新型コ
ロナウィルス感染症の流行による危機的状況で，今までのような対面の
研修が極端に少なくなっている昨今，本書が読者の皆さんと，心に残る
言葉をくださった先生方との出会いの場になればと思い，筆をとりまし
た。今まで数え切れないほど自閉症の研修を受け，素敵な言葉のシャワ
ーを浴びてきました。これら全てが私にとっては大きな財産です。

　さて私が自閉症を学び始めてから 30 年。当初の養護学校には，「こ
こは知的障害の学校だから，自閉症を特別扱いすることはない」と言う
教師もいたほど，自閉症への配慮がありませんでした。今では早い時期
での診断がなされるようになり，幼児期の早期療育やペアレントトレー
ニングが進み，幼児期の支援が地域に根付いてきました。また学齢期に
おける特別支援学校の方向性を示している筑波大学附属久里浜特別支援
学校では，対象児童が知的障害をともなう自閉症のある幼児・児童とな
り，自閉症の教育・研究がずいぶんと進みました。青年・成人期では
2013 年より強度行動障害支援者養成研修が始まり，これが全国に普及
し，自閉症の理解，アセスメント，構造化や包括的支援を学んだ支援者
が増えてきました。こうして構造化や視覚支援がごく普通に行われ，自
閉症支援のスタンダードとして広まりつつあることは喜ばしいことです。

　一方，学校卒業後の自閉症の人たちの事業所では，私が 30 年前に経
験したような強度行動障害に近い事例が，しばしば見受けられます。支
援員さんたちは強度行動障害支援者研修を受けていても，現場でそれを
生かし切れないのが現状です。（一社）全日本自閉症支援者協会の冊子

では「講義や演習中心の集合研修だけでは，学んだ内容を実際に支援の現場に戻って活用する可能性が 0 ～ 5％にすぎない」と述べています。極端な数字ですが，これが現実ではないでしょうか。この冊子の中で「実際の支援の現場で，継続的にコンサルテーションを受け，支援員をサポートすることで，新たに学んだ支援を活用する可能性は 95％に向上する」とも言っています。

　このようにこれからの自閉症の支援は，各職場でチームを組んで，コンサルタントの協力を得ながら親も含めたネットワークによる継続的な支援が求められています。

　また，ここで言う自閉症は，乳幼児期からの超早期療育，スペクトラムの濃い人，薄い人，知的障害が重い人，軽い人，さらに幼児期から青年期，成人期，壮年期そして老年期まで含んでいます。さらに発達障害（ADHD，LD など）や精神疾患（うつ，双極性障害，統合失調症等），場面性緘黙，不安障害や強迫関連障害等を併せ持つ人まで幅広い人たちが対象となり，一層複雑になっています。

　当たり前のことですが，自閉症の子どもは自閉症の大人になります。私たち長年自閉症支援に関わっている者は，自ずと子どもから大人まで，そしていろいろな障害を併せ持った方々の支援を担当せざるをえなくなります。このような時にこそ，どのような自閉症の人にも対応できる，特性理解による自閉症の理解と支援の基礎をしっかり学んでおかなければなりません。その一番が TEACCH プログラムを通して学ぶことだと思います。

　今，このことを支援者や親に伝えたいと，強く思うようになりました。これが自閉症にこだわり続けた私の使命となりました。私には人を感動させるような言葉は何一つありません。しかし，尊敬する先生方から学んだ言葉を伝えることならできます。

　そこで読者の皆様へのお願いです。これらの一つひとつの言葉からエ

ネルギーをもらったら，その先生方の研修，ワークショップやトレーニングセミナーに参加したり，著書を読んだりして勉強してほしいのです。そこには自閉症スペクトラム理解の宝の山があるのですから。そして自閉症の子育てや自閉症に関わっているという仕事に生きがいを持ってほしいです。

　私は60代後半から慢性腎臓病を悪化させ，人工透析を行うため，週3日は病院詰めの生活をせざるを得なくなりました。それでも週4日は自分の時間。自分のやりたいことができる時間，と思い直すことができたのも，自閉症に関わっているという仕事があったからです。

　佐々木正美氏が尊敬していたエリク・エリクソンの発達段階説によれば，65歳以上の老年期の心理的課題は"自己統合"，すなわち「私は私でよかったか？」ということだそうです。

　私の場合はと言うと，もともとコミュニケーションが苦手で，特定のものへのこだわりが強く，統合性とは縁遠い存在でした。ところが，人生の半ばで自閉症の子どもたちとその家族，そして専門の先生方と出会うことができました。さらにすばらしいTEACCH仲間に出会い，励まされ，自閉症を深く知っていく過程で，自分が自分であること，自分は何をなすべきか，ということが分かってきました。そして今，自分は自分でよかった，と気付くようになってきました。佐々木正美氏がよく言っていた「毎日忙しい日々を送っていますが，自閉症の人たちのお陰で，幸福な人生を送らせてもらっています」の言葉が，改めて心にしみるようになりました。

　今まで私と学びを共にしてきてくれたのは，宮城県内のTEACCH仲間の臨床心理士さん，保護者の皆さん，元同僚の先生方，保育士さん，言語聴覚士さん，（一社）みやぎスクエアサポート，むつみ学園の仲間，特定非営利法人グループゆうの皆さんたちです。この仲間は，特別支援学校の中で自閉症にこだわりすぎて少数派になりがちな私を支え，退職

後もずっと励ましてくれました。この仲間がいたから，ここまで胸を張って自閉症スペクトラムの子どもたちとその家族，そして支援者の支援を続けることができました。感謝しても感謝しきれません。

　最後に，長い年月，私の自閉症へのこだわりを大目に見て，1ヵ月間，8日間，そして3ヵ月間と3度にわたる自費でのアメリカでのTEACCH研修を快く承諾し，私の仕事を支え続けてくれた妻千恵子に，感謝したいと思います。

　　2023年4月1日

　　　　　　　　　　　　　　　　　　　鈴　木　久　一　郎

これからTEACCHを学びたい人のための案内

　TEACCHプログラムを学べる場所を，著者（仙台市在住）の知る範囲でお
知らせします。その他は本著の出典や引用・参考文献の著者の先生方，そ
してTEACCH®の公認専門職であるTEACCH®上級コンサルタント並びに
TEACCH®公認臨床家の先生方が関係する研修等をお調べください。

1　TEACCHプログラム研究会
　　1)　各支部でセミナー，定例勉強会を実施
　　　①北海道支部　　②東北支部　　③東京支部　　④神奈川支部
　　　⑤山梨支部　　　⑥石川支部　　⑦愛知支部　　⑧滋賀支部
　　　⑨京都支部　　　⑩大阪支部　　⑪岡山支部　　⑫鳥取支部
　　　⑬広島支部　　　⑭香川支部　　⑮福岡支部　　⑯佐賀支部
　　　⑰大分支部　　　⑱熊本支部　　⑲宮崎支部　　⑳鹿児島支部
　　2)　TEACCHコラボレーションセミナー
2　TEACCH® Autism Program（アメリカ・ノースカロライナ）
　　1)　各種training
　　2)　TEACCH Five-Day Trainings
3　各都道府県の自閉症協会（研修，3Daysトレーニングセミナー等）
4　札幌市自閉症・発達障がい支援センターおがる
　　（研修，機関支援，事業所研修，オンラインコンテンツ視聴等）
5　自閉症LABO（研修等）
6　自閉症eサービス
　　（研修，人材育成プログラム，コンサルテーション等）
7　フロム・ア・ヴィレッジ
　　（TEACCHアプローチセミナー＆ワークショップ等）
8　川崎医療福祉大学
　　1)　大学院修士課程「発達障害（TEACCHコース）」
　　2)　自閉症特別講座（TEACCHモデル：社会人対象）
9　All Japan TEACCH Project（ノースカロライナ大学TEACCH自閉症プログ
　　ラム公式オンライン・トレーニング，9日間，日本語通訳付き）

参考・引用文献

① 内山登紀夫『本当の TEACCH』学研（2006）

② 梅永雄二『15歳までに始めたい！ 発達障害の子のライフスキル・トレーニング』講談社（2015）

③ 『別冊 Newton 精神の病気 発達障害編』ニュートンプレス（2020）

④ 森則夫他編著『臨床家のための DSM-5 虎の巻』日本評論社（2014）

⑤ 山根修『名言に学ぶ！ 悩める教師のためのポジティブ・マインドセット』明治図書出版（2020）

⑥ 井上ひさし『四千万歩の男』（全 5 巻）講談社（1992）

⑦ 加藤潔『発達が気になる子の「ステキ」を伸ばすかかわり方』明石書店（2015）

⑧ 奥平綾子@ハルヤンネ『レイルマン 2 自閉症文化の愉しみ方』OMEMEDO（2004）

⑨ 日本自閉症スペクトラム学会編『自閉症スペクトラム辞典』教育出版（2015）

⑩ 佐々木正美著・相田みつを書『育てたように子は育つ』小学館（1999）

⑪ 服部祥子『精神科医の子育て論』新潮社（1992）

⑫ 佐々木正美『続 子どもへのまなざし』福音館書店（2001）

⑬ 特定非営利活動法人全国地域生活支援ネットワーク監修『強度行動障害支援者養成研修［基礎研修・実践研修］テキスト 行動障害のある人の「暮らし」を支える』中央法規出版（2015）

⑭ 一般社団法人全日本自閉症支援者協会『強度行動障害支援者養成を現場で活かすために―コンサルテーション導入のガイド―』

⑮ 内山登紀夫『東北から支援を広げていくために，わたしたちにできること―TEACCH Autism Program とは？』TEACCH プログラム研究会東北支部研修会資料テキスト（2022）p.1

⑯　E．ショプラー編著『自閉症への親の支援　TEACCH 入門』黎明書房（2004）

⑰　ロリ・フロスト，ボンディ『絵カード交換式コミュニケーション・システム　トレーニング・マニュアル第 2 版』ピラミッド教育コンサルタントオブジャパン（2009）

⑱　服巻智子『日本人のためのソーシャルストーリーズ^{TM}解説＆日本の実践事例集 1』ASD ヴィレッジ（2015）

⑲　佐々木正美『あなたは人生に感謝できますか？』講談社（2014）

⑳　内山登紀夫『ライブ講義　発達障害の診断と支援』岩崎学術出版（2013）

㉑　Sally J. Rogers 他 "An Early Start for Your Child with Autism" The Guilford Press（2012）

㉒　藤村出，服巻智子他著『自閉症のひとたちへの援助システム―TEACCH を日本でいかすには―』（朝日福祉ガイドブック）朝日新聞厚生文化事業団（1999）

㉓　強度行動障害支援者養成研修（基礎研修）プログラム作成委員『強度行動障害支援者養成研修（基礎研修）受講者用テキスト』（2015）

著者紹介

鈴木久一郎

1950 年，仙台市に生まれる。
ティーチみやぎ（仙台市青葉区）代表。
自閉症スペクトラム支援士（スタンダード）。
弘前大学農学部園芸学科（昆虫学専攻）卒業。
宮城県加美農業高等学校教諭，宮城県黒川高等学校大郷分校教諭，宮城県立利府支援学校教諭，宮城県立名取支援学校教諭，（株）アスム療育・研修センター役員を経て現職。

＊イラスト・さややん。

名言に学ぶ自閉症スペクトラムの理解と支援

2023 年 5 月 10 日　初版発行

著　者	鈴　木　久一郎
発行者	武　馬　久仁裕
印　刷	藤原印刷株式会社
製　本	協栄製本工業株式会社

発　行　所　　株式会社　黎　明　書　房

〒460-0002　名古屋市中区丸の内 3-6-27　EBS ビル　☎ 052-962-3045
FAX 052-951-9065　振替・00880-1-59001
〒101-0047　東京連絡所・千代田区内神田 1-12-12　美土代ビル 6 階
☎ 03-3268-3470

E. ショプラー・G.B. メジボブ編著　田川元康監訳　　A5判上製・509頁　12000円

自閉症児と家族

「親を，子どもを治療する場合の共同治療者とする」という観点に立つ，自閉症児・障害児の生涯療育プログラム TEACCH の指導法と臨床体験を詳述。

E. ショプラー・G.B. メジボブ編著　田川元康他監訳　A5判上製・542頁　12000円

自閉症の評価　診断とアセスメント

自閉症児・障害児の療育プログラム TEACCH の報告をもとに，自閉症の診断と評価に対する諸問題について分析・解説。

E. ショプラー編著　田川元康監訳　　　　　　　A5判・251頁　3000円

自閉症の親の支援　TEACCH 入門

自閉症児・者との生活の中で生じる困難な事態に対処する，親と TEACCH スタッフによる支援法の実際を，分かりやすく紹介。

レイチェル・バレケット著　上田勢子訳　　　　B5判・104頁　2400円

新装版　自閉症スペクトラムの子どものソーシャルスキルを育てるゲームと遊び

先生と保護者のためのガイドブック／自閉症スペクトラムの子どもに必要な社会的スキルを楽しく効果的に身につけられる，ゲームや遊びを紹介。同名書籍の新装版。

スーザン・ダイアモンド著　上田勢子訳　　　　B5判・127頁　2500円

新装版　子どもに必要なソーシャルスキルのルール BEST99

学習障害，自閉症スペクトラム，感情面に問題を持つ子が，社会生活を送るうえで必須の 99 のルールを身につけられる本。同名書籍の新装版。

田中和代・岩佐亜紀著　　　　　　　　　　　　B5判・151頁　2600円

高機能自閉症・アスペルガー障害・ADHD・LDの子のSSTの進め方

特別支援教育のためのソーシャルスキルトレーニング（SST）／社会的に好ましい行動ができるよう支援する，ゲームや絵カードを使ったSSTの実際を詳しく紹介。

松田ちから著　　　　　　　　　　　　　　　　A5判・253頁　2900円

増補・改訂　発達に心配りを必要とする子の育て方

乳幼児期からの，神経発達症（発達障がい）の子どもの自立心を育てる言葉かけや教具の作り方などを多数紹介。同名書籍を増補・改訂。